中医历代名家学术研究丛书

主编 潘桂娟

赵学敏

黄玉燕 编著

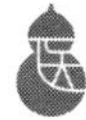

Academic Research Series of Famous Doctors of Traditional Chinese Medicine through the Ages

“十三五”国家重点图书出版规划项目

中国中医药出版社

·北 京·

图书在版编目（CIP）数据

中医历代名家学术研究丛书 . 赵学敏 / 潘桂娟主编；黄玉燕编著 .—北京：中国中医药出版社，2017.9

ISBN 978-7-5132-3717-8

Ⅰ . ①中…　Ⅱ . ①潘…　②黄…　Ⅲ . ①中药学—临床药学—经验—中国—清代　Ⅳ . ① R249.1

中国版本图书馆 CIP 数据核字（2016）第 251600 号

中国中医药出版社出版

北京市朝阳区北三环东路 28 号易亨大厦 16 层

邮政编码　100013

传真　010 64405750

河北新华第二印刷有限责任公司印刷

各地新华书店经销

开本 880 × 1230　1/32　印张 5.5　字数 141 千字

2017 年 9 月第 1 版　2017 年 9 月第 1 次印刷

书号　ISBN 978 – 7 – 5132 – 3717 – 8

定价　42.00 元

网址　www.cptcm.com

社长热线　010–64405720

购书热线　010–89535836

侵权打假　010–64405753

微信服务号　zgzyycbs

微商城网址　https://kdt.im/LIdUGr

官方微博　http://e.weibo.com/cptcm

天猫旗舰店网址　https://zgzyycbs.tmall.com

如有印装质量问题请与本社出版部联系（010 64405510）

项目来源及国家重点图书出版计划

2005年度国家“973”计划课题“中医理论体系框架结构与内涵研究”（编号：2005CB532503）

2009年度科技部基础性工作专项重点项目“中医药古籍与方志的文献整理”（编号：2009FY120300）子课题“古代医家学术思想与诊疗经验研究”

2013年度国家“973”计划项目“中医理论体系框架结构研究”（编号：2013CB532000）

国家中医药管理局重点研究室“中医理论体系结构与内涵研究室”建设规划

“十三五”国家重点图书、音像、电子出版物出版规划（医药卫生）

《中医历代名家学术研究丛书》编委会

《中医历代名家学术研究丛书》审订委员会

主　任　潘桂娟

副主任（以姓氏笔画为序）

于智敏　张宇鹏　陈　曦　徐世杰

成　员（以姓氏笔画为序）

于　峥　万　芳　马淑然　王凤兰　王姝琛
王静波　文颖娟　邢玉瑞　刘　洋　刘　锐
刘庚祥　刘桂荣　江　泳　汤尔群　杜　松
李海玉　李　燕　杨　威　步瑞兰　汪　剑
张立平　张效霞　陆　翔　陈小野　陈子杰
林晓峰　金香兰　郑　齐　郑洪新　赵京生
胡晓峰　柳长华　柳亚平　钱会南　倪祥惠
黄　辉　黄玉燕　崔　为　蒋力生　付玉娟
黎鹏程

前言

中医理论肇始于《黄帝内经》《难经》，本草学探源于《神农本草经》，辨证论治及方剂学发轫于《伤寒杂病论》。在此基础上，历代医家结合自身的思考与实践，提出独具特色的真知灼见，不断革故鼎新，充实完善，使得中医药学具有系统的知识体系结构、丰富的原创理论内涵、显著的临床诊治疗效、深邃的中国哲学背景和特有的话语表达方式。历代医家本身就是“活”的学术载体，他们刻意研精，探微索隐，华叶递荣，日新其用。因此，中医药学发展的历史进程，始终呈现出一派继承不泥古、发扬不离宗的繁荣景象。

中国中医科学院中医基础理论研究所，自2008年起相继依托2005年度国家“973”计划课题“中医学理论体系框架结构与内涵研究”、2009年度科技部基础性工作专项重点项目“中医药古籍与方志的文献整理”子课题“古代医家学术思想与诊疗经验研究”、2013年度国家“973”计划项目“中医理论体系框架结构研究”，以及国家中医药管理局重点研究室“中医理论体系结构与内涵研究室”建设规划，联合北京中医药大学等16所高等院校及科研和医疗机构的专家、学者，选取历代具有代表性或学术特色突出的医家，系统地阐释与解析其代表性学术思想和诊疗经验，旨在发掘与传承、丰富与完善中医理论体系，为提升中医师理论水平和临床实践能力和水平提供参考和借鉴。本套丛书即是此系列研究阶段性成果总结而成。

综观历史，凡能称之为“大医”者，大都博览群书，学问淹博赅洽，集百家之言，成一家之长。因此，我们以每位医家独立成书，尽可能尊重原著，进行总结、提炼和阐发。此外，本丛书的另一个特点是，将医家特色学术观点与临床实践相印证，尽可能选择一些典型医案，用以说明理论的实践价值，便于临床施用。本丛书现已列入《“十三五”国家重点图书、音像、电子出版物出版规划》中的“医药卫生”重点图书出版计划，并将于“十三五”期间完成此项出版计划，拟收载历代 102 名中医名家，总字数约 1600 万。

丛书各分册作者，有中医基础学科和临床学科的资深专家、国家及行业重点学科带头人，也有中青年教师、科研人员和临床医师中的学术骨干，分别来自全国高等中医院校、科研机构和临床单位。从学科分布来看，涉及中医基础理论、中医各家学说、中医医史文献、中医经典及中医临床基础、中医临床各学科。全体作者以对中医药事业的拳拳之心，共同努力和无私奉献，历经数年成就了这份艰巨的工作，以实际行动切实履行了传承、运用、发展中医药学术的重大使命。

在完成上述科研项目及丛书撰写、统稿与审订的过程中，研究团队暨编委会和审订委员会全体成员，精益求精之心始终如一。在上述科研项目负责人、丛书总主编、中国中医科学院中医基础理论研究所潘桂娟研究员主持下，由常务副主编张宇鹏副研究员、陈曦副研究员及各分题负责人——翟双庆教授、刘桂荣教授、郑洪新教授、邢玉瑞教授、钱会南教授、马淑然教授、文颖娟教授、陆翔教授、杨卫彬研究员、崔为教授、柳亚平副教授、江泳副教授、王静波博士等，以及医史文献专家张效霞副教授，分别承担或参与了团队的组织和协调，课题任务书和丛书编写体例的起草、修订和具体组织实施，各单位课题研究任务的落实和分册文稿编写和审订等工作。编委会还多次组织工作会议和继续教育项目培训，组织审订委员会专家复审和修订；最终由总主编逐册复审、修订、统稿并组织作者再次修订各分册文稿。自 2015 年 6 月开始，编委会将丛书各分册文稿陆续提交中国中医药出版社，拟于 2019 年 12 月之前按计划完成本套丛书的出版。

2016 年 3 月，国家中医药管理局颁布了《关于加强中医理论传承创新的若干意见》，指出“加强对传承脉络清晰、理论特色鲜明的古代医家的学术思想研究，深入研究中医对生命、健康与疾病认知理论，系统总结中医养生保健、防病治病理论精华，提升中医理论指导临床实践和产品研发的能力，切实传承中医生命观、健康观、疾病观和预防治疗观”。上述项目研究及丛书的编写，是研究团队对国家层面“加强中医理论传承与创新”号召的积极响应，体现了当代中医学人敢于担当的勇气和矢志不渝的追求！通过此项全国协作的系统工程，凝聚了中医医史、文献、理论、临床研究的专门人才，培育了一支专业化的学术队伍。

在此衷心感谢中国中医科学院及其所属中医基础理论

研究所、中医药信息研究所、研究生院，以及北京中医药大学、陕西中医药大学、山东中医药大学、云南中医学院、安徽中医药大学、辽宁中医药大学、浙江中医药大学、成都中医药大学、湖南中医药大学、长春中医药大学、黑龙江中医药大学、南京中医药大学、河北中医学院、贵阳中医药大学、中日友好医院等 16 家科研、教学、医疗单位，对此项工作的大力支持！衷心感谢中国中医药出版社有关领导及华中健编审、伊丽萦博士及全体编校人员对丛书编写及出版的大力支持！

本丛书即将付梓之际，百余名作者感慨万千！希望广大读者透过本丛书，能够概要纵览中医药学术发展之历史脉络，撷取中医理论之精华，传承千载临床之经验，为中医药学术的振兴和人类卫生保健事业做出应有的贡献！

由于种种原因，书中难免有疏漏之处，敬请读者不吝批评指正，以促进本丛书不断修订和完善，共同推进中医药学术的继承与发扬！

《中医历代名家学术研究丛书》编委会

2016 年 9 月

一、本套丛书选取的医家，均为历代具有代表性或特色学术思想与临床经验的名家，包括汉代至晋唐医家 6 名、宋金元医家 18 名、明代医家 25 名、清代医家 46 名、民国医家 7 名，总计 102 名。每位医家独立成册，旨在对医家学术思想与诊疗经验等内容进行较为详尽的总结阐发，并进行精要论述。

二、丛书的编写，本着历史、文献、理论研究有机结合的原则，全面解读、系统梳理和深入研究医家原著，适当参考古今有关该医家的各类文献资料，对医家学术思想和诊疗经验，加以发掘、梳理、提炼、升华、概括，将其中具有理论意义、实践价值的独特内容阐发出来。

三、丛书在总体框架上，要求结构合理、层次清晰；在内容阐述上，要求概念正确、表述规范，持论公允、论证充分，观点明确、言之有据；在分册体量上，鉴于每个医家的具体情况不同，总体要求控制在 10 万～20 万字。

四、丛书每一分册的正文结构，分为“生平概述”“著作简介”“学术思想”“临证经验”与“后世影响”五个独立的内容范畴。各分册将拟论述的内容按照逻辑与次序，分门别类地纳入以上五个内容范畴之中。

五、“生平概述”部分，主要包括医家姓名字号、生卒年代、籍贯等基本信息，时代背景、从医经历以及相关问题的考辨等。

六、“著作简介”部分，逐一介绍医家的著作名称（包括现存、已经亡佚又经后人辑复的著作）、卷数、成书年代、主要内容、学术价值等。

七、“学术思想”部分，分为“学术渊源”与“学术特色”两部分进行论述。前者重在阐述医家之家传、师承、私淑（中医经典或前代医家思想对其影响）关系，重点发掘医家学术思想的历史传承与学术渊源；后者主要从独特的学术见解、学术成就、学术特点等方面，总结医家的主要学术思想特色。

八、“临证经验”部分，重点考察和论述医家学术著作中的医案、医论、医话，并有选择地收集历代杂文笔记、地方志等材料，从中提炼整理医家临床诊疗的思路与特色，发掘、总结其独到的诊治方法。此外，还根据医家不同情况，以适当方式选录部分反映医家学术思想与临证特色的医案。

九、“后世影响”部分，主要包括“学术影响与历代评价”“学派传承（学术传承）”“后世发挥”和“国外流传”等内容。其中，对医家的总体评价，重视和体现学术界共识和主流观点，在此基础上，有理有据地阐明新见解。

十、附以“参考文献”，标示引用著作名称及版本。同时，分册编写过程中涉及的期刊与学位论文，以及未经引用但能体现一定研究水准的期刊与学位论文也一并列出，以充分体现对该医家研究的整体状况。

十一、附以丛书全部医家名录，依照年代时间先后排列，以便查检。

十二、丛书正文标点符号使用，依据《中华人民共和国国家标准标点符号用法》（GB/T 15834-2011）。医家原书中出现的俗字、异体字等一律改为简化正体字，个别不能对应简化字的繁体字酌予保留。

《中医历代名家学术研究丛书》编委会

2016 年 9 月

内容提要

赵学敏，字恕轩，号依吉，生于清康熙五十八年（1719），卒于清嘉庆十年（1805），浙江钱塘（今杭州）人，代表著作为《串雅》《本草纲目拾遗》。赵学敏著书详人所略，勇于创新，博览广征，遍访周咨，严谨求实，亲验详考，注重实用，力求济世；重视民间医药，发扬地方特色，融汇西方医药。所著《串雅》是我国首部走方医治疗技术专著，《本草纲目拾遗》是继《本草纲目》之后的集本草大成之作。本书内容，包括赵学敏的生平概述、著作介绍、学术思想、临证经验、后世影响等。

赵学敏，字恕轩，号依吉，生于清康熙五十八年（1719），卒于清嘉庆十年（1805），浙江钱塘（今杭州）人，代表著作为《串雅》《本草纲目拾遗》。赵学敏重视民间医药，发扬地方特色，融汇西方医药，所著《串雅》是我国首部走方医治疗技术专著，《本草纲目拾遗》是继《本草纲目》之后的集本草大成之作。赵学敏的学术思想和其整理的临证经验，在后世具有一定影响。

目前，对赵学敏生平与著作的介绍，基本上是基于《利济十二种》总序，没有挖掘赵学敏著作中散在记载的生平事迹，且只有少数几个研究者注意到赵学敏还有《凤仙谱》和《火戏略》存世，而这两部书中又有更多的赵学敏生平事迹与亡佚著作的线索。

对其学术成就的总结，集中在所著《串雅》发扬民间医学，以及《本草纲目拾遗》补《本草纲目》之遗两方面，但缺乏系统全面的论述。

对赵学敏的研究，目前尚无专著。根据中国知网（CNKI）检索，已发表期刊、会议论文百余篇，学位论文（《关于〈本草纲目拾遗〉引用书目考证》）1篇。以上文献中，涉及对赵学敏生平和著作的介绍、亲族考证、著作版本考证、资料素材和引用书目考证、方药治法的研究、贡献成就的总结、学术思想的提炼，还有临床治验及药物考证，以佐证其学术成就及学术特色。其中，以药物考证居多，对赵学敏及其著作的研究并不多，仍有可深入研究的空间。如赵学敏少为人知的存世著作《凤仙谱》和《火戏略》中，有更多的赵学敏生平事迹与亡佚著作的线索。《串雅内编》被研究较多，而《串雅外编》中介绍了作为走方医特色的取虫、选元（急救）、药外（外治法）等，亦不容忽视。王士雄、柳宝诒、陆以湉、何廉臣、张锡纯、丁甘仁等数位大医家都得益于赵学敏的著作，其评价、发挥之论，为研究赵学敏的后世影响提供了更多材料。

本次整理研究，则对赵学敏的生平著作、学术思想、所整理的临证经验、后世影响进行了全面系统梳理。挖掘其著作中的生平事迹，更完整地呈现其生平，并全面介绍其现存及亡佚著作。深入挖掘其治学特点，提炼其在民间医学及本草学两方面的学术渊源与学术思想特点，全面系统整理其学术成就。整理《串雅》中的民间医学临证经验，对人们熟知的顶、串、截三法，结合方药分析进行更深入的研究，如对截法中的点金药、拦江网、八面锋几类特色方进行了分析；对《串雅外编》中少为人知的部分也不遗漏。整理《本草纲目拾遗》的学术成就，一方面整理其对《本草纲目》的补正，对其收载的国外药物知识与治病经验进行详细论述；另一方面结合新文献整理其对临床实践的启示，以及该书存在的不足之处。全面整理后世医家对其书其说的发挥，对其人其书的评价。力求达到全面展示其特色，突出展示其成就与贡献，使读者不仅于学术或临床有所裨益，也能够为其治学精神所感染。

本项研究中，《串雅》依据的版本是2007年郑金生、纪征瀚整理的《串雅内外编》;《本草纲目拾遗》依据的主版本是2007年闫志安、肖培新校注的《本草纲目拾遗》，但该书所附《利济十二种总序》依据的是1983年版《本草纲目拾遗》。其他参考文献见书末。

在此，对所引用文献的作者及支持本项研究的各位同仁，表示衷心的感谢！

中国中医科学院中医基础理论研究所　黄玉燕

2015年6月

目录

赵学敏

生平概述

赵学敏，字恕轩，号依吉，浙江钱塘（今杭州）人。生卒年因方志未载，难以确定。一般认为其生于清康熙五十八年（1719），卒于嘉庆十年（1805）。所著《串雅》是我国首部走方医治疗技术专著，《本草纲目拾遗》是继《本草纲目》之后的集本草大成之作。

一、时代背景

赵学敏的一生大部分在著名的“康乾盛世”度过。此期间社会稳定，经济发达，人口增长，疆域辽阔，文化上考据之风盛行，刊刻藏书业发达。在这样的时代背景下，赵学敏青少年时期得以坐拥书城，博览群书，为其从事多部医药著作的编纂打下了良好的基础。

从明朝中叶开始，海外交通十分发达，西方的传教士陆续带来西方的医药知识，海外药物不断舶来，至清初已为数可观。尤其康熙皇帝重视向来华的传教士学习西方科学与文化，对西方医药也感兴趣，甚至容许精通医术的传教士入朝为官，传授西方医学，更是促进了西方医药在中国的传播。如康熙三十二年（1693），康熙皇帝患疟疾，神父洪若翰、刘应献金鸡纳（奎宁的原植物）治愈。康熙帝将此药赏于臣属，使得金鸡纳进入国人视野，民间商船也开始舶来此药。虽在康熙末年开始“闭关锁国”，但仍有通商港口，“澳番相传”之药仍在中国流通。在这样的时代背景下，赵学敏得以开阔眼界，放眼海外，在著作中融汇西方医药知识。

清代又是我国最后一个封建王朝，历代积累的医学著作和医学经验相当可观。一些前代方书中简便廉验的治法方剂已深入民间，而民间医学中也不断涌现新的单方验方，还形成了独特的理论，为走方医代代传承，因此，赵学敏得以整理出较为系统的走方医治疗技术专著《串雅》。

清代接续之前历代的本草知识，对药物的认识也达到又一个高峰。新药涌现，民间的许多草药疗效需要收集，一些药物在进化过程中还有新品种问世，在与西方交流过程中也获得了新的医药知识。这为赵学敏著《本草纲目拾遗》提供了丰富的素材。

二、生平纪略

赵学敏的生平，在民国十一年（1922）《杭州府志》卷一五《人物十一・艺术二》有简要记载，而《本草纲目拾遗》所附《利济十二种总序》则更为详尽。现存《串雅》《本草纲目拾遗》及《凤仙谱》《火戏略》中，也有一些线索。在藏书家鲍廷博的《知不足斋丛书》中还找到了赵学敏所作序言。通过这些资料，我们可以窥见赵学敏的生平点滴。

赵学敏的出生，与济世救人的“利济”二字有着不解之缘。赵学敏之父早年子嗣艰难，而在京师曾遇到“异人”告知:“准君相无后，若行利济事，可得子。”其在下砂（浙江慈溪一带）管理盐务期间，发生了海啸，“淹毙者不下数十万”，他“悉为设法捞埋”。当年秋天，又继发了疫情，他又捐出俸禄延医合药来治疫，“赖生者数万人”。此外，他还积极提议筑塘，终于得以奉旨进行。当时各个盐场都遭受了潮灾，百姓热情挽留他，附近地区（自下砂、石堰、穿山、鸣鹤、龙头等凡七邑）筑塘事务都由他一人主持。海塘筑成之后，名为利济塘。塘成当年秋潮骤至，避免了灾害的发生。后来他任永春司马，又迁尤溪知县，才得两个儿子，即赵学敏兄弟，就用利、济二字作为他们的乳名。卸任后，也给他们住所命名为利济堂。

赵学敏的少年时期，和弟弟赵学楷一起在利济堂、养素园度过。正是在这里，他与医学结缘。他的父亲曾经想让赵学敏兄弟一人业儒、一人业医。原本是打算让弟弟赵学楷从医的，因此赵学楷从小除了读四书五经，还要学习《灵枢》《素问》《难经》及《伤寒论》诸书，闲暇时父亲还让其默画铜人针灸图当游戏。父亲在养素园放置了《针灸甲乙经》等医学古籍，并开辟一畦地作为栽药圃，让赵学敏兄弟在那里住下。赵学楷不负父亲的期望，锐意于岐黄之道，亲戚朋友有让他看病的，无不应手而愈。赵学楷还勤于著书，纂有《百草镜》8卷,《救生苦海》百卷。此外,《本草纲目拾遗》卷十《介部》吐铁条，还提及赵学楷的另一部著作《观颐录》。赵学敏对其评价是“言中肯綮，解洞玄微，诚有裨于斯道者不浅”。赵学敏和弟弟一起在养素园成长，翻阅医书，种植草药，逐渐地对医学产生了浓厚的兴趣，最后也投身于医学。

赵学敏在养素园里，培养了对读书的爱好。他自幼喜爱读书，至其少壮，仍手不释卷。他自称“素有书癖”，白天看不完晚上点灯继续看，曾经因为怕父母斥责而在床里点灯，藏书夜观，时间长了绿色的帐子都被烟煤熏黑了。37岁时，还因用眼过度“患眼几废”，闭目休养半年才好。他读书涉猎广泛，“性好博览，凡星历医卜方技诸学，间亦涉猎之，意有所得，即欣欣忘倦”。其所读之书中包括了大量医学书籍，如《串雅》自序中所说:“予幼嗜岐黄家言，性尤好奇。读书自《灵》《素》《难经》而下，旁及《道藏》《石室》；考穴自《铜人内景图》而下，更及《太素》《奇经》；伤寒则仲景之外，遍及《金鞞》《木索》(疑指明代卢之颐的《仲景伤寒论疏钞金鎞》与《摩索金匮》)；本草则《纲目》之外，远及《海录》《丹房》(疑指唐代李珣所著《海药本草》及《道藏》所收录唐代佚名作者之《丹房镜源》。一说《海录》指宋叶廷珪所撰《海录碎事》,《本草纲目》中亦引此书)。”博览群书为他之后编著大量著作打下了良好的基础。赵学敏所著《本草纲目拾遗》中，附记的书名就多达600余种，也足见其阅文之广。

赵学敏还在养素园中亲手种植草药，例如《本草纲目拾遗》“落得打”条下，有“予养素园中曾种之”“此药以家种隔二三年者入药用良”等记载。这样的经历，也为他形成经常深入民间实地调查医药，并亲自栽培药物的作风打下基础。如《本草纲目拾遗》“石打穿”条，因《葛祖方》将石打穿与石见穿相混，赵学楷在《百草镜》中以二者功用各异而存疑待考，癸丑年（1793）赵学敏则“亲植此草于家园”，详细描述其形态，因而得以鉴别，并将观察所得的形状、生长、功效等著长歌一首附录之。

赵学敏的青壮年时期并不完全在家度过，去过西山寺回峰精舍读书，去过苏州怡园养病。有了博览群书的基础，加上游历时收集的医药资料，他著作颇丰。自 35 岁起陆续编著《医林集腋》《养素园传信方》《祝由录验》《囊露集》《串雅》《升降秘要》《药性元解》《奇药备考》《本草纲目拾遗》《本草话》《花药小名录》《摄生闲览》等 12 部医药著作，51 岁时合编为《利济十二种》付刻。这 12 部医药著作，包括验方、本草、祝由、民间医学、眼科、养生多个方面内容，而且多为补前人所不全之书。赵学敏的著作还有很多，据称其手稿“累累几千卷”，让人不得不惊叹其涉猎丰富，著书高产。

赵学敏著书的高产，得益于良好的读书习惯。他读书时习惯勤作抄录，“有得，辄抄撮忘倦，不自知结习至此，老而靡倦”（《串雅・自序》）。遇到有好书，或是游历收集到验方等，他会争取机会集录，并根据实践选其有效切用者整理成书。例如，《医林集腋》是“从邻人黄贩翁家阅所藏医书万余卷，参以旧存江闽秘本，集其屡验者”精选而成；《养素园传信方》是“戚好中有以验方见示，及游箧所得，历年频增”而成；《祝由录验》是借录租客汪子师之书，之后参照《儒门事亲》等书“采择试之，删其妄，而存其效且便于行者”而成。几十年中，抄录的书整理成函，放在小竹筐子里，满了之后放进大竹箱，时间一长，连大竹箱也满溢出来，捆好放在架子上

“累累几千卷”。

但赵学敏的“累累几千卷”，目前仅传《串雅》和《本草纲目拾遗》两部医药著作，及花谱《凤仙谱》、烟火专著《火戏略》。有一部分是他自行淘汰处理了。他在《利济十二种总序》中称，有时他看着书太多了也产生厌弃之心，对此前的书重新翻阅，挑出一些自认为无用的书烧掉。《祝由录验》和《串雅》二书的书稿，就曾经被他起心投火焚烧，因为当时小辈夺下，也就姑且留下了。今天的我们应当庆幸，幸亏有小辈夺下，不然如此有价值的民间医学专著《串雅》我们就看不到了。也有在长期存放过程中损坏丢失的，例如赵学敏晚年整理《灌园杂志》书稿时，就发现近 20 年前的旧作，都已“半为鼠蠹耗尽”，很是痛心。还有未能及时刊刻出版或传抄不力而亡佚的，《利济十二种》中其余十种即属此列，实在可惜。

赵学敏晚年“衣食奔走”，曾在平湖、剡川、奉化、临安、上虞多地任幕僚。但生活的困顿并未使他著书的脚步停顿。这期间，他还在不断收集本草资料，并对《本草纲目拾遗》进行修订。为此他不但处处留心未曾见过的草药，还向友人乃至上官讨教药物知识。远在云南任幕僚的儿子曾为他寄来当地药材，也有友人见到新奇的药物就特地送给他，甚至重金得来的秘方也慷慨相赠。直至去世的前两年，他还在为《本草纲目拾遗》补充新内容。

赵学敏的晚年，还根据自己的兴趣爱好，撰写了花草、烟火类的著作。他兴趣广泛，且能持之以恒。在花草方面，少年时期就和几位同好结交交流，50 岁左右著有花草蔬菜专著《灌园杂志》，其中包括《蔬药志》《丝桃杂编》《七七秘传》《秋花志》《盆玩志》等诸稿。70 岁左右还种凤仙花，写下《凤仙谱》。而对于烟花火药，童年时就“采辑诸家成法，试验则喜，否则必访订专工，求必获而后已”；43 岁时遇“市其艺者三世”的王异初，“尽其成规，更与创为新巧，将欲谱行世”，但“书未成而异初殁，卒以失传”；至61岁整理修订旧稿而成《火戏略》，总结了历代烟花制作的方法和经验，是我国的第一部烟火专著。这些著作都是在“衣食奔走”途中所作，如《火戏略》作序于仙舟旅馆，《凤仙谱》作序于临安旅舍，但他在艰苦条件下始终乐观，圆了自己的心愿。

赵学敏的好友，有爱书的人，有医术高超的人，有和他一样留心医药的人，有在花草、烟火等方面和他兴趣相投的人。他与藏书家鲍廷博也相识，晚年时为鲍廷博的《知不足斋丛书》集文选句作序，刊于《知不足斋丛书》第一集《阙史》的卷首。赵学敏还和诸多藏书家一样，有一个堂号，即“双砚草堂”。《本草纲目拾遗》作序于“双砚草堂”，《火戏略》稿本中版心也有“双砚草堂存稿”的字样。

赵学敏的一生，喜好读书，兴趣广泛，著书颇丰，惜存世仅四种。据其著作中论及的事迹，整理赵学敏生平年如下。

1719年，康熙五十八年己亥，出生。

童时，习火戏，采辑诸家成法，试验则喜，否则必访订专工，求必获而后已。

少时，与“喜草花，尤溺秋色”之何子蕙交，游其胜春圃，曾宿于其清景轩，极论凤仙之雅，指类备法，有老花师所未及知者。后往东瓯（今浙江永嘉县瓯北镇），获交马继纯昆季，皆善艺凤仙，与何子蕙所言无不吻合。

1754年，乾隆十九年甲戌，35岁。《医林集腋》始成，集成《养素园传信方》。

1755年，乾隆二十年乙亥，36岁。春，湖南汪子师租住，抄录其案头《祝由》本。后又得张氏本及《儒门事亲》万薛二家抄，删其妄而成《祝由录验》。

1756年，乾隆二十一年丙子，37岁。秋患目几废，息视不启者六月乃愈。

1757年，乾隆二十二年丁丑，38岁。作《囊露集》。

1758年，乾隆二十三年戊寅，39岁。读《礼》家居，阔别八载之宗子赵柏云航海自中山归，馆之三月，间与谈，柏云慷慨出其历游方术顶串诸法。合《养素园简验方》本汇编成《串雅》。

1759年，乾隆二十四年己卯，40岁。《串雅》成书，十月既望（农历十月十六日）作序。

1760年，乾隆二十五年庚辰，41岁。读书西山寺回峰精舍，何竹里避暑至，与之酣饮，得闻制伏鼎火诸说。

1760～1765年，41～46岁。作《升降秘要》《药性元解》《奇药备考》。

1761年，乾隆二十六年辛巳，42岁。小婢失足从楼梯坠下，以落得打治愈，养素园中曾种之。

1762年，乾隆二十七年壬午，43岁。春，养疴怡园，舅氏稼村亦同芰癖，偕诸内兄，各出巧制斗嬉，渐通火戏度托作器诸法。迨后，与王异初游，与之作火戏书，将欲谱行世，书未成而异初殁，卒以失传。

1765年，乾隆三十年乙酉，46岁。《本草纲目拾遗》成书，八月作序于双砚草堂。

1765～1770年，46～51岁。作《本草话》《花药小名录》《摄生闲览》。

1768年，乾隆三十三年戊子，49岁。历平湖幕署，有一枝琐琐葡萄蔓延满架，夏开琐碎花，结实如绿豆，望不可见。

1769年，乾隆三十四年己丑，50岁。春，取《祝由录验》《串雅》二稿欲烧，因小辈攫去而姑存之。

1770年，乾隆三十五年庚寅，51岁。12种医书合编为《利济十二种》，春仲上澣（农历二月上旬）六日作序。又，已完成《灌园杂志》诸辑，内含《蔬药志》《丝桃杂编》《七七秘传》《秋花志》《盆玩志》等，但书稿未遑成帙。

1775 年，乾隆四十年乙未，56 岁。馆剡川，故鄞属也。闻有市建参者，往觅得之。

1778 年，乾隆四十三年戊戌，59 岁。春，于史太守处亲见雪荷花。

1779 年，乾隆四十四年己亥，60 岁。腊过余杭，往访刘挹清少府，啜雪茶，云带自云南，茶片皆作筒子，如蜜筒菊蕊瓣样，询所主治。刘挹清少府言其祖曾任蜀藩，家有西藏紫草茸。

1780 年，乾隆四十五年庚子，61 岁。春，对《本草纲目拾遗》复加校订，于补治十去八九。春，有友自川中归，贻贝母大如钱，皮细白而带黄斑，味甘。云此种出龙安，乃川贝中第一，不可多得。夏，偶检游箧，得陈方一编，启视之，鼠蠹几尽，半与异初讲订者，其手墨犹新。因取陈方重为修定，补其残佚，缮而藏之，为《火戏略》，天中节（端午）后一日作序于仙舟旅馆。于刘明府席间食葛仙米。在奉化长桥，见丐者手握蟒蛇乞钱，其蛇亦不甚大，性颇驯良，因以千钱买得纵之。

1787 年，乾隆五十二年丁未，68 岁。为鲍廷博《知不足斋丛书》集文选句作序。馆奉化刘明府署，时明府幼孙患痘不起发，医用金雀花。馆奉化，邑人暑月俱以六月霜代茶。五月内山村人率刈干束缚，挑入城市售卖，以百钱买得一束。偶得痞闷不快，因取一枝冲汤代茶饮，次日，即健啖异常。

1788 年，乾隆五十三年戊申，69 岁。携汪玉于、赵容斋处求得之凤仙佳色残苞数粒赴临安，呼童植之，入秋繁艳盈眸。长儿景炎在四川叙州府，与滇之昭通接界，嘱其往觅此藤，所寄来者为金沙江土司山中所得，与昔日五杭龚太守官滇回里所带鸡血藤绝不相类。

1789 年，乾隆五十四年己酉，70 岁。与友人张寿庄同馆临安，每晨起，见其咳吐浓痰遍地。检阅《灌园杂志》旧作，半为鼠蠹耗尽，所存者仅《蔬药志》《丝桃杂编》《七七秘传》数种，而《秋花志》《盆玩志》诸志已无剩叶，每欲补辑未果。

1790 年，乾隆五十五年庚戌，71 岁。马继纯昆季墓木已拱，合三君所言与平昔见闻所得，谱《凤仙谱》以示汪玉于、赵容斋，中秋作序于临安旅舍。来临安，署内有废圃，多商陆，土人呼为山萝卜，与野萝卜名同物异。馆临安，友人张寿庄痰咳年余迄未愈，一日忽不食烟，如是一月而愈，乃悟向之痰咳，悉烟之害也。馆临安，署后荒圃多生狗卵草，同舍许氏子髫年患疝，发辄作厥，以此草煎酒服，后永不再发。在临安，有医士盛天然言其地古城与余杭接界，产独叶花（独角连）。临安慈圣寺有放生雄鸡，忽生卵，日产其一，如是旬余，人以为异。其卵较小，色紫而壳坚，为一锡匠索去。时适馆临安，闻而索之，已无有矣。冬，友人李金什在临安西关外屠羊肆，见屠者剖羊，胃中忽涌出一弹，如鸭卵黄，匀圆光洁，浮水盆上。屠者呼为百草丹，云业此三十年，止取得三枚。购归以示，告以羊哀。金什即以此赠。

1791 年，乾隆五十六年辛亥，72 岁。五月，有客自青田县来，带有天生术。馆临安，游西径山宝珠寺，见山门外遍隙地皆麻衣接骨。寓临安署中，见荒圃中多荔枝草。在临安，患臂痛，胡春熙明府长君名什曾，宦滇南归里，蒙赠鸡血藤胶。因带归以示儿子景炎，景炎曾馆昭通大关司马白公家，见其所藏鸡血藤胶，则又全非其所见。

1792 年，乾隆五十七年壬子，73 岁。从戚友处觅得野马豆数十粒，以玻璃盆贮之。冬，江浙疫痘遍染，小儿死者不下千百计，有教服东洋参，能助浆解毒，服之果验，遂大行于时。

1793 年，乾隆五十八年癸丑，74 岁。三月，在李夑堂先生处，见有东洋参二种。冬，在上虞署晤平司马少君菜仲言野马豆。亲植石打穿于家园，得以与石见穿相鉴别。

1798年，嘉庆三年戊午，79岁。仆孙成患血症甚剧，得望江青煎汁冲蜜方而愈。

1800年，嘉庆五年庚申，81岁。二月，每患燥火，入夜喉咽干燥，舌枯欲裂，服花粉生津药，多不验，一日市吐铁食之，甘，至夜咽干亦愈。宗人晋斋自粤东归，带得金鸡勒，出以相示。偶在东江晤柴又升先生云饭苍蝇之主治。于晋齐处见琼州山漆。十月在陈夔友家见有胡西菽，盛以玻璃小笔管瓶内，菽白而细，与珠儿粉无别。

1803年，嘉庆八年癸亥，84岁。《本草纲目拾遗》仍在修订。在临安，有小仆于暑月食冷水卧阴地，至秋疟发，百药罔效，延至初冬，偶食辣酱，颇适口，每食需此，又用以煎粥食，未几，疟自愈。寓西溪吴氏家，以翠云草治愈吴氏次子火毒。寓西溪看地，见山野间道旁有小草，询土人皆不识，偶归阅《临证指南医案》，始悟此即真珠草也。

1805年，嘉庆十年乙丑，86岁，去世。

三、从医经历

赵学敏并非出生于医学世家，其为官的父亲也寄望他走科举出仕之路。赵学敏与医结缘，可能是源于自幼受其父济世情怀的感染，又与其弟赵学楷一起广读医书、手植草药。这样的经历让他既对医学产生浓厚的兴趣，又为其编著医药著作打下扎实的基础。

赵学敏酷爱读书，所读之书中包括了大量医学书籍。而他又在读书过程中勤做抄录，遇戚友乃至邻人、租客处有价值的书或验方也及时集录，整理成书。他的好读勤撰使他著作颇丰，已知的医药著作就有12部，合编成为《利济十二种》。但目前仅存其中两种，即《串雅》与《本草纲目拾遗》。

赵学敏未曾以医为业，晚年“衣食奔走”之际，辗转平湖、剡川、奉化、临安、上虞多地任幕僚。然而赵学敏始终心系医药，处处留心未曾见过的草药，还向友人乃至上官讨教药物知识，不断对《本草纲目拾遗》进行修订，直至逝世前两年还在为《本草纲目拾遗》补充新内容。

清代医家赵学敏喜好读书，兴趣广泛，著作颇丰。其编撰的医书12种《利济十二种》共100卷，但现存仅《串雅》与《本草纲目拾遗》。《串雅》是我国首部走方医治疗技术专著，全面展示了走方医的技术，系统地整理了民间的防病、治病经验，促进了民间验方的流传和发展。《本草纲目拾遗》是我国继《本草纲目》之后的另一部集本草大成之作，对《本草纲目》的药物加以补充和订正外，还吸收了不少民间药物和外来药物，增录了药物716种，内容十分丰富。除医学外，他对花草、烟火等都有研究，现存专论凤仙花的《凤仙谱》2卷与烟火专著《火戏略》5卷。

赵学敏

著作介绍

据民国十一年（1922）《杭州府志·卷一五〇·人物·艺术二》记载，赵学敏所著12种医书的汇编，名为《利济十二种》，但仅存其中两种即《串雅》和《本草纲目拾遗》。“赵学敏……成《利济十二种》：曰《医林集腋》，曰《养素园传信方》，曰《祝由录验》，曰《囊露集》，曰《本草话》，曰《串雅》，曰《花药小名录》，曰《升降秘要》，曰《摄生闲览》，曰《药性悬解》，曰《奇药备考》，曰《本草纲目拾遗》。鲍氏《汇刻书目》载之，但有传抄本。至嘉庆末年，传抄本仅存《串雅》《本草纲目拾遗》二种，其原稿本藏杭医连宝善家，张应昌按体例排次成书，以正传抄本之误，同治中为刊行之。其余十种，皆佚”。可见，《利济十二种》涉及方剂、本草、眼科、摄生、丹药、祝由、花卉诸方面，内容十分丰富。其中，《药性悬解》在《本草纲目拾遗》卷首所附《利济十二种总序》中称为“药性元解”。序中又有“医可通元”之论，可能“元”为“玄”之避讳所致。但考虑赵学敏所处时代已避“玄”讳，故该书书名仍以“药性元解”为宜。

此外，根据《昭代丛书·别集》中所收录的赵学敏著作及其序言所言可知，赵学敏晚年著有专论凤仙花的《凤仙谱》2卷、烟火专著《火戏略》5卷。赵学敏又有《灌园杂志》诸稿，含《蔬药志》《丝桃杂编》《七七秘传》《秋花志》《盆玩志》等花草蔬菜之书，但未及成书已为鼠蠹毁其大半。

赵学敏的传世著作，有《串雅》《本草纲目拾遗》《凤仙谱》和《火戏略》。

一、《串雅》

《串雅》，8卷，作于乾隆二十四年辛卯（1759），是反映走方医治疗技术的专著，同时编入了赵学敏收集的众多奇方，保存和发掘了民间宝贵的医药知识。无论是从文献学还是从临床运用角度看，该书都是极具实际意义和价值的。该书流传过程中分成《串雅内编》4 卷、《串雅外编》4 卷。

赵学敏阅读大量医学书籍，对“操技最神而奏效甚捷”的走方医颇感兴趣，但遗憾的是所遇到的走方医，或秘不传授，或本身对其理论一知半解。他在《串雅·自序》中说：“然闻走方医中有顶、串诸术，操技最神而奏效甚捷，以此获食。其徒侣多动色相戒，秘不轻授。诘其所习，大率知所以而不知所以然，又多一知半解，鲜有贯通者。以故欲宏览而无由焉，尝引为憾。”而《串雅》的著书缘起就是乾隆二十三年戊寅（1758）同宗赵柏云的来访。赵柏云是位成功的走方医，游历四方，远近闻名，“挟是术遍游南北，远近震其名，今且老矣。戊寅航海归，过予谈艺”。《利济十二种总序》中对此谈得更为详细，说：“宗子柏云挟华扁术，行游名都。戊寅，航海从中山归。相阔已八载矣，投刺来谒。予时读《礼》家居，馆之三月。”当时赵学敏正在家中读书，就将阔别八年而又熟知走方医理论的赵柏云留下来，招待了三个月，详谈走方医的理论。赵学敏发现，赵柏云的走方医理论和普通的街头游医不同，还是能合于医理的，但仍有一些“夸新斗异”与谬误之处。其云：“质其道，颇有奥理，不悖于古，而利于今，与寻常摇铃求售者迥异。顾其方，旁涉元禁，琐及游戏，不免夸新斗异，为国医所不道。”在向赵柏云请教的过程中，他指出了这些问题，“间与谈，有辟其谬处”，而赵柏云也是虚怀若谷，认同了他的看法，并把自己所知都慷慨相告。此如其所言：“柏云故虚怀士，颇以予言为然，慷慨出其历游方术顶串诸法。”赵学敏抄录了赵柏云口述的理论，又根据临床需要进行删订，分类辨析，并将自己以前收集的方子合在一起，汇编成《串雅》。即“因录其所授，手抄重加芟订，存其可济于世者，部居别白，合予平昔所录奇方，悉依原次，都成一编”。所谓“平昔所录奇方”，《利济十二种总序》

中说“合予《养素园简验方》本汇编之”，指出它实际是赵学敏之前所作的《养素园简验方》。《串雅・凡例》中还对本书的来源进一步介绍，言:“柏云手抄有《市语宗派神用运技》1 卷，言多不经，启后人渔利之私，急为芟削，间采一二入绪论中，以广闻见。”“是书采录于柏云手抄者十之三，《百草镜》《救生海》者十之三，《养素园》及江、闽方本者十之三，其一则传于医者，悉汇而成帙。”该书在出版前还被删减了一部分，“是书初著，尚有灵穴经、奇脉经、灵草经、识症论、变症论，及阳取阴取、隔二隔三诸法，当另为一编以问世”(《串雅・凡例》)。经过以上编撰删减，《串雅》的内容就成形了。

《串雅》的书名之意，是指走方医的理论并不庸俗。串有两方面含义。一方面，串有汇编之意，“合予《养素园简验方》本汇编之，串而曰雅，知非江湖俗技之末也”。另一方面，串指代用顶、串、截三法来治病的走方医，“名之曰《串雅》，不欲泯其实也，并矫奇而俾归于雅。使后之习是术者，不致为庸俗所诋毁，殆亦柏云所心许焉”。走方医的理论经过赵学敏的整理汇编与删订，删除原来那些猎奇的内容，这本书就归于雅，而不至于让人诋毁为庸俗了，也可以让赵柏云得以欣慰了。

《串雅》一书，于乾隆二十三年戊寅（1758）赵柏云来访开始收集资料，至乾隆二十四年辛卯（1759）成书作序。乾隆三十四年己丑（1769）赵学敏整理旧稿时“检阅其无用者焚之”本打算烧毁之，但因小辈攫去而姑存之。至乾隆三十五年庚寅（1770)，与其他 11 部著作合为《利济十二种》而付梓。当时鲍氏知不足斋《汇刻书目》有《利济十二种》之目，可惜“但有传抄本，皆未刻”。至嘉庆末年，《利济十二种》传抄本只剩《串雅》与《本草纲目拾遗》，其余 10 种已不传。

道光年间杭医连楚珍（民国《杭州府志》作连宝善）家尚存有《串雅》与《本草纲目拾遗》稿本，为赵学敏“手辑未缮清本”，张应昌曾借出其中

《本草纲目拾遗》稿本，作为底本校正传抄本之误，之后将原稿本返还连楚珍。

咸丰初出现一个《串雅》的刻本，“咸丰初，为余杭某君刊行”，但因战乱而未能广泛流传，“未及流布，遽毁于庚辛之难，人间仅有存者”。这个刻本可能只是《串雅内编》的刻本，因为光绪年间八千卷楼本只有《串雅内编》，而许增搜觅《串雅外编》版本也只有抄本。目前中国中医科学院图书馆馆藏咸丰九年己未（1859）杭城罗文显《串雅内编》刻本，疑与此刻本有关。

“庚辛之难”，张应昌又称其“庚申寇乱”。咸丰十年庚申（1860），英法联军自海入侵，火烧圆明园，占领北京，咸丰帝携后妃、皇子及王公大臣逃往承德，此后清政府先后签订了丧权辱国的《天津条约》和《北京条约》，这期间太平天国也在皖赣鄂江浙地带与曾国藩湘军进行了多次激烈的战斗，李秀成即是咸丰十年（1860）率太平天国军攻入浙江的。在这场战乱中，许多书籍亡失，除了上面的刻本，据张应昌《本草纲目拾遗跋》中说，连楚珍家的《串雅》与《本草纲目拾遗》稿本都亡佚了。不过光绪年间名医连自华（字书樵，连宝善之子）的《连自华医书十五种》稿本中尚收录了《串雅内外编》作为附录，有可能与连楚珍家稿本有关。

晚清四大藏书楼之一的丁氏八千卷楼，其原藏书也在太平天国动乱中基本全部散失，之后丁申、丁丙两兄弟锐意搜求，除了抄补文澜阁藏书之外，还重建了自家的八千卷楼藏书。丁氏八千卷楼中藏有《串雅内编》，其版本可能与咸丰初的刻本有关。光绪十六年庚寅（1890）许增《重斠刊串雅内编小引》中说：“咸丰初，为余杭某君刊行，未及流布，遽毁于庚辛之难，人间仅有存者。徐侍郎颂阁先生，乙酉（光绪十一年，1885）春来杭州，从丁氏八千卷楼假归，录副以去。濒行，属余刊印，以公同好。”许增（字迈孙）得到这个版本之后，又请当时的名医吴庚生补注，“因乞吴君平格庚生补注，条系于后”，原籍浙江永嘉的镇洋（今江苏太仓市东半部分）瞿太守出资刊刻，“若剞劂之资，则镇洋瞿太守永嘉任之”。许增为此刻本作序，序末署“光绪庚寅仲夏仁和许增迈孙识”。光绪十六年庚寅（1890）即此刻本的刊刻时间。这个刻本是《串雅内编》流传最广的版本，一般称为清光绪十六年榆园刻本、榆园本。其特点是前有光绪庚寅许增（迈孙）题识，吴庚生补注。该本原抄自丁氏八千卷楼本，文字仍有脱误，但今存世诸本，以此内容最为完备。且吴庚生的补注也是很有价值的，正如许增所说：“平格邃于医，其所注悉有依据，足以增益是书。”现在的铅字排印本一般以此本为底本。

《串雅内编》还有光绪十七年辛卯（1891）据鲍氏知不足斋抄本校刻本，此本无“庚生按”，文字虽不如榆园本齐备，但保持了许多赵学敏的原本旧貌。现在的铅字排印本多以此本为主校本。此外，民国扫叶山房多次出版《串雅内编》的石印本，如1911年本、1914年本、1920年本、1926年本。

《串雅外编》流传甚少。光绪十六年（1890）许增从越中藏书家觅得抄本，仍请吴庚生补注，并有开雕之议，但终未刊行。今印本通行本以民国初扫叶山房石印本为早，无“庚生按”。另有清常熟周左季抄本，书口作“都公钟氏抄本”，书眉有庚生按语，有可能就是许增觅得之本，颇能反映该书旧貌。此外还有咸丰九年（1859）少伊抄本，民国硖川费寅逡抄本等。

《串雅》的影印本有1956年《串雅内编》，据榆园本影印；1987年《串雅内外编》，《串雅内编》与《串雅外编》的底本，均为上海扫叶山房石印本。《串雅》的铅字排印本，有1960年《串雅外编》，1998年、2006年与2008年《串雅全书》，2007年《串雅内外编》、2011年《串雅内外编》等。近年来还有一些对《串雅》选注、释义类的书籍。

《串雅》自序、凡例、绪论中介绍了该书写作缘起，并概述了走方医的技艺。本书的写作因赵柏云来访而起，赵学敏又将其资料进行了大量删订与补充。走方医，“负笈行医，周游四方，俗呼为走方”。走方医也是有学术源流的，“其术肇于扁鹊，华佗继之，故其所传诸法，亦与国医少异”。走方医的医疗特点是“治外以针刺、蒸、灸胜；治内，以顶、串、禁、截胜。取其速验，不计万全也”。该书“绪论”中，还描述了走方医的行装与用具，介绍了其“三字诀”“四验”、手法“四要”等，并劝诫后人从中汲取实用的方药，学习其医理，而不要用以招摇撞骗。

《串雅》流传过程中，诸本目录层次颇为混乱。2007年，《串雅内外编》本参照存世诸本，并以赵学敏原凡例为据调整目录。《串雅内编》根据走方医（又称“铃医”）的术语，按截药（“绝也，使其病截然而止”）、顶药（“药上行者”）、串药（“药下行者”）及单方四类编辑，共收载463条（其中9条存目缺方）。其中截药之下，又分总治门、内治门、外治门与杂治门；单方之下，又分总治门、内治门、外治门、杂治门与奇病门。《串雅外编》记载多种治法，旁及兽医、植物花木、虫害的治法等，分禁方、选元、制品、药外、医外、取虫、药戏七类，共收载554条。禁方部分，是各类符咒禁术，下分禁药门、字禁门与术禁门；选元部分是各种急症抢救法，下分起死门、保生门与奇药门；药外部分是各类非药物疗法，下分针法门、灸法门、熏法门、贴法门、蒸法门、洗法门、熨法门、吸法门与杂法门；制品部分是走方医的自制药、自卖药，包括假药，下分伪品门、法制门、药品门、食品门、用品门、杂品门；医外部分，是走方医兼行兽医等的技艺，下分医禽门、医兽门、医鳞介门、医虫门、医花木门；取虫是治虫牙、寄生虫及一些内科认为有虫的疾病，以其简验而取信于人，“为走医第一要法”；药戏则是一些利用药物玩耍的魔术或引人注目的噱头。

《串雅》一书，是赵学敏独具慧眼，遵循“不悖于古，而利于今”“可济于世”的原则，在博采大量民间验方、秘方基础上，“删其眩异繁缛，参以秘笈所藏"整理成书。全书多具廉、验、便特点，容易推广应用。赵学敏在书中极力为民间医药争取地位，广泛收集资料，深入民间调查，在实践基础上，实事求是地加以筛选并认真总结了民间医药经验，促进了民间验方的流传和发展。其书充分反映了民间医药的学术特点和应用特色，是研究民间医药组方规律、主治病证和使用方法的重要文献。

二、《本草纲目拾遗》

《本草纲目拾遗》作于乾隆三十年乙酉（1765），对《本草纲目》进行补充和修订，是继《本草纲目》之后另一部集本草大成之作。该书共10卷，收载药物900余种，其中以《本草纲目》未收载的新品种为主，也有补充说明《本草纲目》收载但记述不详者，以及修正《本草纲目》记载讹误者。《本草纲目拾遗》对研究和学习本草学有重要的参考价值。

赵学敏在《凤仙谱》的序言中说，著书之义贵在详人所略，而他作《本草纲目拾遗》也正是如此。当时距《本草纲目》的问世已100多年，我国的本草学又有了很大发展，赵学敏以"濒湖著《本草纲目》而后出未补"而续之，对《本草纲目》进行补充和修改，并收载其未载录的新品种编成《本草纲目拾遗》。

《本草纲目》是集大成之作，其对于本草学的贡献得到人们公认，那么赵学敏作《本草纲目拾遗》就难免会遇到一些质疑。在该书的序言中，他以问答的形式对自己作书的必要性和目的进行了阐述。"客曰：濒湖博极群书，囊括百代，征文考献，自子史迄稗乘，悉详采，以成一家之言。且其时不惜工费，延天下医流，遍询土俗，远穷僻壤之产，险探仙麓之华。如《癸辛杂识》载押不芦，《辍耕录》载木乃伊，濒湖尚取之，亦何有遗之待拾欤？观子所为，不几指之胼、疣之赘欤？""客"认为，李时珍的《本草纲目》已经很全了，还有什么可以补充的呢？赵学敏指出，首先，虽然《本草纲目》很齐备，但本草学是在发展的，需要有人来进行增订补充。“夫濒湖之书诚博矣！然物生既久，则种类愈繁。俗尚好奇，则珍尤毕集。故丁藤陈药，不见本经。吉利寄奴，惟传后代。禽虫大备于思邈，汤液复补于海藏。非有继者，谁能宏其用也”。其次，自《本草纲目》问世至今，确有值得记录的新药出现，需要及时收载，以免后人不识，“如石斛一也，今产霍山者则形小而味甘；白术一也，今出於潜者则根斑而力大。此皆近所变产，此而不书。过时罔识，将何别于百粤记中之产元黄基治肿毒，孙公谈圃之用水梅花治痢疾，后且莫知为何物，安辨其色味哉”。最后，他以前人修订补充本草之作为例，指出本书是有意义的，“矧夫烟草述于景岳，燕窝订于石顽。阅缪氏经疏一编，知简误实为李氏之功臣，则予拾遗之作，又何有续胫重跖之虞乎”。

赵学敏《本草纲目拾遗》小序最后署“乾隆乙酉八月钱塘赵学敏恕轩题于双砚草堂”，即作于乾隆三十年乙酉（1765）。乾隆三十五年庚寅（1770）赵学敏将此书与其他 11 部著作合为《利济十二种》付梓，此书列于全目之末，卷首还附《利济十二种》全目与总序。但这个版本并无刻本，仅有抄本，“鲍氏《汇刻书目》，亦载十二种之目。但有传抄本，皆未刻”。

此后，赵学敏仍在对《本草纲目拾遗》进行修订。《凡例》中提到“庚子春，复加校订”，当为乾隆四十五年庚子（1780）。而根据书中记载有干支年号的条目，最晚的一次修订在嘉庆八年癸亥（1803），此时，赵学敏已 84 岁高龄。根据道光年间张应昌所见原稿本，赵学敏修订的做法是把补充的内容通过粘纸条附在上面，“初稿纸短，续补之条，皆粘于上方，粘条殆满，而未注所排序次”，这种修订方法容易在传抄中出错，“故传抄错乱耳”。

至嘉庆末年，《利济十二种》传抄本只剩《串雅》与《本草纲目拾遗》，其余 10 种已不传，且《本草纲目拾遗》“每药品下论列各条，颠倒错乱，眉目不晰”。张应昌得知杭医连楚珍家尚存有《串雅》与《本草纲目拾遗》稿本，为赵学敏“手辑未缮清本”。张应昌借出其中《本草纲目拾遗》稿本，作为底本校正传抄本之误。“乃按其体例，以稿本校正排比传抄本之误，然后各条朗若列眉，还其旧观”。张应昌将原稿本返还了连楚珍，但自己仍在进行编缮的工作。咸丰十年庚申（1860）“庚申寇乱”之际，连楚珍家的《串雅》与《本草纲目拾遗》稿本都亡佚了，张应昌正在编缮的《本草纲目拾遗》因携带身边而幸存。现存《本草纲目拾遗》后，均有张应昌的《〈本草纲目拾遗〉跋》，署“同治甲子秋日，钱唐张应昌仲甫氏撰”，可见其整理于同治三年甲子（1864）。

据《中国中医古籍总目》，本书现存版本较多。主要版本有同治三年甲子（1864）张应昌刻本底稿本（仅卷首一卷）、同治十年辛未（1871）钱塘张应昌吉心堂刻本、光绪十一年乙酉（1885）合肥张绍棠味古斋校刻本。此外，还有光绪五年己卯（1879）太医院刻本、光绪二十二年丙申（1986）刻本等刻本，以及当湖邵澍抄本等抄本。石印本有光绪十四年戊子（1888）及宣统一年己酉（1909）鸿宝斋石印本、光绪三十四年戊申（1908）及1914年上海商务印书馆石印本、1912年及1916年上海鸿宝斋石印本、民国上海锦章书局石印本。光绪三十三年（1907）上海华商集成图书公司还出版了此书的铅印本。

新中国成立以来，本书亦多次刊行，影印本有1957年合肥张氏本影印本，铅字排印本有1955年据合肥张氏本所排铅印本、1955年国光书局铅印本、1963年及1984年简体排印本、1998年及2007年据同治十年吉心堂本简体排印本等。此外《续修四库全书》《中华医书集成》《中国本草全书》等均收录此书，1994年白话解《白话本草纲目拾遗》。

《本草纲目拾遗》共10卷。卷首为小序、凡例与正误，卷末为张应昌的跋，内分水部、火部、土部、金部、石部、草部、木部、藤部、花部、果部、诸谷部、诸蔬部、器用部、禽部、兽部、鳞部、介部、虫部凡 18 部。药目分类较《本草纲目》从简，并更改其中错误分类；且认为藤蔓有别、花有主治，而将藤部与花部另立；以人部药品“非云济世，实以启奸”而删之。该书的体例也较《本草纲目》从简，药品之下不另分细目。

在《凡例》中，赵学敏指出，自己是以严谨求实的态度来编写《本草纲目拾遗》的。在选辑过程中，“虽主博收，而选录尤慎”“宁蹈缺略之讥，不为轻信所误”。其中“有得之书史方志者、有得之世医先达者”“必审其确验方载入，并附其名以传信”“若稍涉嫌义，即弃勿登”。而草药因为“诸家所传，亦不一其说”“终未敢深信”，赵学敏更是结合其弟赵学楷所著《百草镜》，根据自己亲手种植经验进行选载，“《百草镜》中收之最详，兹集间登一二者以曾种园圃中试验，故载之”“否则宁从其略，不敢欺世也”。

《凡例》中，赵学敏还指出其注重该书的实用性。其增补药物的宗旨首先是“取其便”，凡珍贵罕见之物极少取之，从而为药物的取用和普及提供了便利。该书是“专为拾李氏之遗而作”，其中既有《本草纲目》未载之药，亦有“《纲目》已登者，或治疗有未备，根实有未详，仍为补之”。在体例上，原本前者注有“增品”，后者注有“补治”。在修订过程中，赵学敏对“补治”进行了精简。在乾隆四十五年庚子（1780）的修订中，“于补治十去八九，盖常用者主治自纷”“《纲目》收载亦伙”“惟《纲目》所收罕用之物，而主治寥寥，仍为补治不删”。因“品类无多亦不必目下分识，故概削之”，故现通行版本中无“增品”与“补治”字样。

《正误》中则对《本草纲目》中叙述讹误或疏漏之处，如消石、硇砂、山慈菇、金锁匙、射罔、羊蹄菜叶、獐耳细辛、茵陈、鼠姑、天竺黄等 34 条予以正误订补。

《本草纲目拾遗》对明以后的药学知识进行了总结，堪称是《本草纲目》的续编。据尚志钧统计，全书共载药物 921 种，除去与《本草纲目》

重复的 205 种外，净增 716 种。本书还有许多对《本草纲目》直截了当地的补正，据张瑞贤等统计，其中药物小序 1 条、凡例 7 条、正误 34 条、正文 110 条，共有 152 条（金芷君认为《本草纲目拾遗》较《本草纲目》新增 706 种药物及附药 205 种，补订 161 种药物内容）。其内容，一方面是赵学敏收集他人著作中的新成就，另一方面则是他本人深入民间，并结合自己培育植物的心得而得来。

值得一提的是，书中收入了较多民间验方、国外药物知识与治病经验，其中有一个吸烟导致支气管炎而戒烟后获得康复的病历，据傅维康言为医学史上最早见载。

此外，《本草纲目拾遗》还保存了大量中医药文献。据章次公与傅再希考证，书中引据的经史百家书目达 343 家，引据的医药书达 282 家，其中为旧书引用的不到 10%，90% 以上是四库全书没有著录的书籍，还包括当时罕见的抄本和珍秘本，如王安卿《采药志》、汪连仕《采药书》《李氏草秘》、龙柏《药性考》《草宝》《草药鉴》《药辨》《海药秘录》《百草镜》等记载民间草药的书籍。这些文献，通过《本草纲目拾遗》得以保存其一鳞半爪，为我们提供了一些线索。

《本草纲目拾遗》是我国继《本草纲目》之后的又一部有价值的本草著述。虽有文人整理医籍而极少记载本人临床经验之憾，亦有限于历史条件而牵强附会、记载失实之处，但就总体而言，其成就是主要的。其严谨的治学态度也值得我们学习。

三、《火戏略》

赵学敏所著《火戏略》，成书于乾隆四十五年（1780），为我国首部烟火专著。《火戏略》，1 卷，最初收录在清道光二十九年（1849）吴江沈氏世楷堂刊刻的《昭代丛书·别集》中。辑者杨复吉于嘉庆十八年（1813）跋云："烟火之戏，载籍罕闻，惟见于明人《月令广义》及《宛署记》中，然亦只寥寥数语，无所取材。钱唐赵君恕轩，特视陈其制造配合之方，裒然成帙，虽事涉琐碎，而蒐罗采缀，颇具苦心，尝能创前人所未有，正不必以作为无益，嗤点其书也。"

然而杨复吉所辑并非全帙。近年，天津图书馆知名古籍专家刘尚恒在天津图书馆藏抄稿本中，发现赵学敏原稿本《火戏略》5卷，而《昭代丛书·别集》所录为原稿卷一《总义》部分，且无序、凡例、目录，篇幅亦为全书的五分之一。刘尚恒在其《二馀斋说书》中介绍了该书全貌。因非医学著作，不在此详述。

《火戏略》在烟火发展史上具有重要意义，郭正谊对中国烟火史进行勾陈强调了这一点。烟火是中国早期炼丹家发明的。西汉《淮南子》中已有关于烟火的最早记载，到北宋末已出现烟火生产专业户。烟火在明代进入全盛时期，《墨娥小录》中最早记述了各种烟火的配方。明末烟火发展成名目繁多的烟火戏，至清初出现了记述制造烟火戏的专著，即《火戏略》。《火戏略》中创造了矾水浸纸的隔火、防燃方法，使得烟火戏得以表演；药线技术达到十分精密的阶段；配药继承了《墨娥小录》中的一些配伍，但进一步作了特性叙述；在焰色方面有了进一步论述，对烟的颜色、各种金属屑对花的作用都做了介绍，使得烟花更加五彩缤纷。《火戏略》前文人笔记中记载了一些复杂的火戏表演，而《火戏略》则让人得以了解这些表演绝不是任意夸张，但制作技巧很难而已。

四、《凤仙谱》

凤仙花，别名指甲花、急性子、女儿花、金凤花，是凤仙花科的一年生草本。《凤仙谱》是赵学敏晚年所作的凤仙专谱，不仅是清代植物专谱中的佳作，也是现存优秀的中国古代花卉专谱，具有较高的学术价值。

此书作于乾隆五十五年庚戌（1790），原为两卷。嘉庆年间杨复吉作跋，收入《昭代丛书·别集》中；道光年间吴江沈氏世楷堂刊行，居第五十九卷，内分卷上与卷下。这个版本的影印本，也编入了1989年《丛书集成续编·第83册自然科学类》、1994年《丛书集成续编·第79册子部》与1999年《中国本草全书·第二七〇卷》中。1993年《生活与博物丛书·花卉果木编》、1996年《传世藏书·子库·科技》、2004年《四库家藏》桐谱分册，则以横排铅印本的形式收录了本书。

《凤仙谱》全书共3万余言，分上下两卷。卷首为“自序”与“谱例”。卷上为名义、品类两门。卷下为种艺、灌溉、收采、医花、除虫、备药、总论、杂说8门。因非医学著作，不在此详述。

值得一提的是，卷下的备药门是专门讲述凤仙花的性味、功能及主治的，包括凤仙之花、叶、子、汁、全株等。伊广谦指出，赵学敏引述《本草纲目》《仁和县志》《集简方》《摘元方》《集效方》《扶寿精方》《集验方》《得效方》《通变要法》《卫生易简方》《文堂集验方》《经验广集》等多种文献，其内容已远超过《本草纲目》凤仙花条，足补各种本草著作之未备，亦可见赵学敏之医家本色。

据魏露苓考证，清代始有凤仙专谱。现今有版本流传的凤仙谱共三部：王陈易《凤仙花品题》（成书于康熙年间，1662～1722）、赵学敏《凤仙谱》（成书于乾隆五十五年间，1790）和钱泳《凤仙花谱》（成书于道光年间，1821～1850）。王谱的侧重点在赞美凤仙花的诗歌上；钱谱中考证和诗歌所占比例也很大。三者之中，以赵学敏《凤仙谱》科学价值最高。赵学敏《凤仙谱》，不仅是凤仙花卉品种资源的宝库，介绍了精湛的凤仙栽培技术，还具有丰富的生物学知识，谱中有关遗传变异和植物生理方面的认识很富科学性，在同代同类著作中属高水平。它是清代最佳花卉专谱，也是现存最好的一部中国凤仙专谱。

该书自序中还提到赵学敏曾著有《灌园杂志》诸辑，但长期未及整理，为鼠蠹耗尽，补辑未果。为我们了解赵学敏生平与著作提供了更多线索。

五、亡佚著作

赵学敏一生博览群书，抄录整理的书也“累累几千卷”。但一部分因“稍自厌弃”“间岁检阅其无用者焚之”，被淘汰处理掉。《祝由录验》和《串雅》二书的书稿就险些被烧掉。还有一部分则因长期存放，为鼠蠹耗尽。例如《灌园杂志》诸辑，成稿约在1770年，因“年来衣食奔走”而“藏稿箧中，未遑缮录成帙”，近20年后检阅旧作，已是“半为鼠蠹耗尽，所存者仅《蔬药志》《丝桃杂编》《七七秘传》数种，此外若《秋花志》《盆玩志》诸志，已无剩叶”，虽惋惜数日，几欲补辑，但终究未果。还有一部分得以传抄的著作，也在传抄过程中亡佚了，如《利济十二种》中有十种就是传抄过程中亡佚了。

赵学敏1770年取其家“利济堂”之名，汇选所撰医书12种，为《利济十二种》，内收《医林集腋》16卷,《养素园传信方》6卷,《祝由录验》4卷,《囊露集》4卷,《本草话》32卷,《串雅》8卷,《花药小名录》4卷,《升降秘要》2卷,《摄生闲览》4卷,《药性元解》4卷,《奇药备考》6卷,《本草纲目拾遗》10卷，通计100卷。据同治年间钱塘张应昌在《本草纲目拾遗》跋中说，当时《利济十二种》全目与总序，备载于《本草纲目拾遗》的卷首，“鲍氏《汇刻书目》亦有十二种之目。但有传抄本，皆未刻”。至嘉庆末年，传抄本则只有《串雅》与《本草纲目拾遗》，其余10种已不传。目前，以《本草纲目拾遗》的合肥张氏味古斋本为底本的书中，尚保存了卷首的《利济十二种》全目与总序，使我们对其中已亡佚的 10 种书也得以了解。

其中，《医林集腋》与《养素园传信方》均为赵学敏收集的验方，乾隆十九年甲戌（1754）始成。前者为“从邻人黄贩翁家阅所藏医书万余卷，参以旧存江闽秘本，集其屡验者，名之曰腋，见精选之匪易也”，后者为“戚好中有以验方见示，及游箧所得，历年频增”而成。

《祝由录验》为祝由方面的书，是抄录几种相关书籍，经过“采择试之，删其妄，而存其效且便于行者”而成，“以为山居一时不能备药石之助”。乾隆二十年乙亥（1755）春，湖南汪子师租住赵家，赵学敏“见其案头有《祝由》本，汪君用之素验，暇日因借录一通”。后“又得张氏本及《儒门事亲》万薛二家抄”，赵学敏结合几家之说而删编成书。

《囊露集》为眼科方面的书，书名“盖取囊柏叶露可治目意”。赵学敏读书用眼过度，乾隆二十一年丙子（1756）秋“患目几废”“息视不启者六月乃愈”。因此他作了《囊露集》，而且颇为得意，自认为较《审视瑶函》《银海精微》《眼科龙木论》《明镜笺》等眼科专著还好。

《升降秘要》的内容，是“集古来升降诸方，参以制法”，和丹药有关。乾隆二十五年庚辰（1760），赵学敏在西山寺回峰精舍读书，恰逢何竹里前来避暑，与之酣饮而有一面之缘。何竹里平素和擅长点茆法（一种点金术）的镜水居士、隐元上人友善，因而赵学敏就从他这里听说了有关炼丹的“制伏鼎火诸说”。赵学敏将这些方法应用在诸科升降药中，“体不耗而功倍捷”，因此作《升降秘要》一书。

《药性元解》《奇药备考》皆为本草书，前者重炮制之奇，后者为搜药品之珍奇。《药性元解》内容是“药性之奇制者”“以见本草之用为最广”。《奇药备考》则是续高濂《珍异药品》搜奇未全之书，与《本草纲目拾遗》补《本草纲目》相类。

《本草话》与《花药小名录》亦为本草方面的书，重在考证药物名称和用途随时代与地域风俗不同产生的变化，以及花卉药物的别名。赵学敏认为，前人本草“固无乎不备矣”，但前人本草侧重药性，因而“多考其真伪若何，辨其地产各别”，而时代和地域带来的变化，“风俗异宜，古今殊辙，百余年来未有不转易者”，却是前人所未关注的。因而他作了《本草话》，卷帙多达 32 卷。此外，“名随俗改”“艺以途分”，花卉和药物因地方风俗和用途不同存在许多别名，赵学敏作《花药小名录》来说明这个问题。

至于《摄生闲览》是养生方面的书，内容是“导引却病之方”。赵学敏认为“坎离栽接之说何取哉”，所以其中不包括道家炼内丹之法。

赵学敏在《利济十二种总序》最后，还展望今后将自己在医学经典方面的见解，结合其弟著作《百草镜》与《救生苦海》一并付梓，为《利济后集》。其云：“他日倘能将《灵》《素》《脉经》《伤寒》有见解处，著为医论，续增十种，合吾弟所著二书并梓之，为《利济后集》，斯予之志也。”《利济后集》今不得见，当时未作亦有可能。不过其弟赵学楷的《百草镜》与《救生苦海》，一直是赵学敏的参考文献资料之一，我们可以看到《串雅》和《本草纲目拾遗》中多处引用。

《本草纲目拾遗·凡例》中又提到：“有考核未详者，他日拟作《待用本草》。将宇宙可入药之物，未经前人收采者，合之另为一书，以俟博访于后之君子。”《待用本草》可能亦未作，但反映了他在本草学研究方面不平凡的抱负，也可从中得见赵学敏撰著《本草纲目拾遗》严谨求实的精神。

此外，《串雅》的《凡例》中说：“是书初著，尚有灵穴经、奇脉经、灵草经、识症论、变症论，及阳取阴取、隔二隔三诸法，当另为一编以问世。”此处提到的这些内容也随着时间流逝而亡佚了，实为可惜。

赵学敏

学术思想

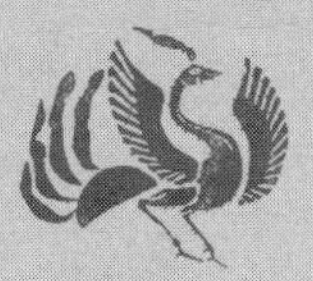

一、学术渊源

赵学敏并非出生于医学世家，其学术渊源主要有前人医药著作、民间医药知识与海外医药知识三方面。

（一）前人医药著作

赵学敏的父亲为官，想让其弟赵学楷业医，因此在家中养素园放置了《针灸甲乙经》等医学古籍，并开辟一畦地作为栽药圃，让赵学敏兄弟在那里住下，为他们创造良好的学习环境。赵学楷从小除了读四书五经，还要学习《灵枢》《素问》《难经》及《伤寒论》诸书，闲暇时父亲还让其默画铜人针灸图当游戏。而赵学敏被潜移默化，也对医学产生浓厚兴趣。

赵学敏"素有书癖"，不仅翻阅了家中的医书，还常借书读、抄书读。如他曾经"从邻人黄贩翁家阅所藏医书万余卷"，借录租客汪租客汪子师《祝由》之书。通过这样的方式，赵学敏读了大量医学书籍，"读书自《灵》《素》《难经》而下，旁及《道藏》《石室》；考穴自《铜人内景图》而下，更及《太素》《奇经》；伤寒则仲景之外，遍及《金鞞》《木索》；本草则《纲目》之外，远及《海录》《丹房》"。(《串雅》自序)

而根据其现存著作征引文献的情况，《本草纲目拾遗》引用的医药文献或经史百家类比《本草纲目》都多，且多是《四库全书》所没有著录的珍本秘本和抄本，如王安卿《采药志》、汪连仕《采药书》《李氏草秘》、龙柏《药性考》《草宝》《草药鑑》《药辨》《海药秘录》《百草镜》等。《串雅》虽以走方医赵柏云口述经验为基础而著，也编入了不少赵学敏从方书中找到的验方，引用书籍有《伤寒论》《本草纲目》《臞仙神隐》《橘旁杂论》《本事方》《养生经验合集》《集简方》《万病回春》《存存斋医话》《药谱明疗》《鸡鸣录》《医书汇参》《石室秘录》《观聚方要补》《本草纲目拾遗》等。如此大量而广泛的引经据典，可见其读书之多，范围之广。

赵学敏以书为师，广泛涉猎了前人的医药著作，由经典旁及珍本秘本，为他自己撰著医药著作打下了良好的基础。

（二）民间医药经验

民间医药向来被人轻视，而赵学敏却能够对其进行客观评价，并积极搜集民间草药、民间验方、民间医学理论，从而掌握大量第一手的民间医药经验，著成我国首部走方医治疗技术专著《串雅》，而其《本草纲目拾遗》也因收录大量民间草药而更为充实。赵学敏的学术成就可谓大部分都来源于民间医药。

《串雅》的撰著是以走方医赵柏云口述经验为基础的。赵学敏认为走方医医术有“操技最神而奏效甚捷”的特点，且有独特的理论，但走方医多保守秘方而无从入门。当赵学敏遇到阔别八年而又熟知走方医理论的赵柏云时，就将他留下来足足招待了三个月，详谈走方医的理论。之后，赵学敏又将赵柏云的经验“弃俗从雅”，加上自己搜集的民间验方，精心编纂了《串雅》这部民间医学专著，让人得以全面了解走方医的理论与经验，同时也将民间的宝贵实践经验，“秘不轻授”的秘方、验方整理保存了下来。

赵学敏的《本草纲目拾遗》是继《本草纲目》之后的集本草大成之作，赵学敏也搜集了大量民间草药充实其中。书中所载绝大部分是《本草纲目》未收录的民间药，如金果榄、木蝴蝶、鸦胆子、银柴胡、路路通、雷公藤、千年健、雪莲花、冬虫夏草、太子参等。

赵学敏一生都保持了从民间汲取新知的习惯。他注意从亲友处或在游历中收集验方或医药知识，择其效者收录书中，如其壮年所著的《养素园传信方》即“戚好中有以验方见示，及游箧所得，历年频增”而成。他晚年“衣食奔走”之际，也留心观察身边草药，并向亲友乃至田夫、药农、商贾、官宦和医生主动访求，核实本草品类，采集验方，如有所得，均做详细记录。在《本草纲目拾遗》初稿完成后的近 40 年中，赵学敏就这样孜孜不倦地搜集资料为它充实内容，直至逝世前两年还对翠羽草、真珠草和辣茄进行了修改。

民间医药有廉、便、验的特点，实用性强，赵学敏不以“小道”而忽视之，不但成就了自己的学术造诣，也为后世保留了宝贵的财富。

（三）海外医药知识

赵学敏所处时代，西方文化开始向我国传播，随之西医知识和西方药物也同时传入，成为赵学敏学术渊源的一部分。

赵学敏关注这些新学问、新药物，收录进自己的著作。《本草纲目拾遗》中广泛收录了当时传入的海外药物，如强水、倭硫黄、西洋参、东洋参、阿勃参、香草、臭草、西国米、阿迷酒、龙涎香、吕宋果、金鸡勒、铁树叶、拔尔撒摩、金刚纂、锻树皮、胖大海等，来源泛及欧亚乃至美洲。《本草纲目拾遗》还吸取了一部分国外医药知识与治病经验，如药露的制作与使用、鼻烟用法与功效、脑髓的生理功能、疝气的解剖病理等。《串雅》中也载有鼻烟制法（《串雅外编·制品·药品门》），还收录了源自“大食国胡商”的可治脑中热毒、除目中翳障、镇心明目的灌顶油方（《串雅外编·制品·用品门》）。

赵学敏留心海外医药，使得其著作极具学术价值，不但促进了海外药物在中国的流传，也为我们保留了西医刚传入中国时的原貌。

二、学术特色

（一）广收精取严治学

1. 详人所略，勇于创新

详人所略，是赵学敏著书的一贯精神。在赵学敏著作中，《本草纲目拾遗》与《奇药备考》分别为补李时珍《本草纲目》与高濂《珍异药品》未全之作；《串雅》论前人未涉及之走方医；《火戏略》为我国首部烟火专著；《凤仙谱》中更是直言“著书之义，正贵详人所略，方为有用”，摒弃前人物谱大量转抄相关典故、诗文之陈弊，成为现存最佳的凤仙专谱。

赵学敏这种详人所略的治学态度，也同时体现了其勇于创新的精神，这在《本草纲目拾遗》的问世上体现得尤为突出。明代李时珍的《本草纲目》是本卓集大成之作，其对于本草学的贡献得到人们公认。人们都觉得《本草纲目》已经很完备了，李时珍做了大量的翔实的文献考证和实地考察，即使很罕见的药物都载入其中，那么，还有什么必要再进行补充拾遗呢？在尊敬崇古的年代，对《本草纲目》这样的经典、集大成之作，进行补充拾遗，不仅需要自身具备良好的理论素养和实地考察的精力，更需要进行创新的勇气。而赵学敏认为，虽然《本草纲目》很齐备，但时距《本草纲目》的问世已 100 多年，我国的本草学又有了很大发展，需要有人来进行增订补充。其次，自《本草纲目》问世至今，确有值得记录的新药出现，需要及时收载，以免后人不识。赵学敏还发现《本草纲目》亦有误载之处，认为修订补充本草之作也是有功于前书，是非常有意义的。因此，他对《本草纲目》进行补充和修改，并收载其未载录的新品种编成了《本草纲目拾遗》。全书载药 921 种，其中 716 种为《本草纲目》所未载，这个数字超过古代任何一部本草著作新增的药物数。而《本草纲目拾遗》卷首还以一卷的篇幅专列“正误”34 条，对《本草纲目》中叙述讹误或疏漏之处，如消石、硇砂、山慈菇、茵陈、丹皮、天竺黄等予以正误订补。赵学敏的努力使《本草纲目拾遗》成为后世研习本草之要书。

此外，宋捷民指出，赵学敏较达尔文更早观察并提出物种会发生演变。赵学敏通过观察，指出了石斛和白术的物种演变，“如石斛一也，今产霍山者则形小而味甘；白术一也，今出於潜者则根斑而力大。此皆近所变产”（《本草纲目拾遗・小序》），“台术以及各处种术，皆于术所种而变者”（《本草纲目拾遗・卷三草部上・于术》）。此论出于 1765 年，比达尔文 1842 年第一次写出《物种起源》的简要提纲要早 70 多年。由此也可见赵学敏之创新精神。

2. 博览广征，遍访周咨

赵学敏博览群书，涉猎广泛，自称“性好博览，凡星历医卜方技诸学，间亦涉猎之，意有所得，即欣欣忘倦”。其中包括了大量医学书籍，“读书自《灵》《素》《难经》而下，旁及《道藏》《石室》；考穴自《铜人内景图》而下，更及《太素》《奇经》；伤寒则仲景之外，遍及《金鞞》《木索》；本草则《纲目》之外，远及《海录》《丹房》”（《串雅》自序）。

其在读书之外，还注意从亲友处或在游历中收集验方或医药知识，择其效者收录书中。如《医林集腋》是“从邻人黄贩翁家阅所藏医书万余卷，参以旧存江闽秘本，集其屡验者”精选而成;《养素园传信方》是“戚好中有以验方见示，及游箧所得，历年频增”而成;《祝由录验》是借录租客汪子师之书，之后参照《儒门事亲》等书“采择试之，删其妄，而存其效且便于行者”而成。

赵学敏积极向田夫、药农、商贾、官宦和医生核实本草品类，采集验方，足迹遍及浙江剡川、奉化、余杭、西溪、上虞、临安，以及福建的东瓯、玉环等地，在《本草纲目拾遗》中留下了大量记录。如“王景略曾为织造寅公制藏香，其方云得自拉藏，予求其法，附载于此”“予每索此胶（浙驴皮胶）于市，遍询药客，皆云造者亦少，不易得”“予食（玉瓜）于元宵后，喜其味美，至郡觅之”等。赵学敏主动访求之外，也有亲友带药以示，如“又一种东洋参，出高丽新罗一带山岛……屠舞夫携来，予曾见之”“王子元官于滇，曾以此（昭参）遗外舅稼村先生，予亲见之”“嘉庆五年，予宗人晋斋自粤东归，带得此物（金鸡勒），出以相示”“庚戌冬，友人李金什在临安西关外屠羊肆，见屠者剖一羊，胃中忽涌出一弹，如鸭卵黄，匀圆光洁，浮水盆上，购归示予，予曰：此羊哀也……金什即以此赠予”等。据傅再希考证《本草纲目拾遗》中所访问咨询有姓名可考的，不下二百余人，还有一些某仆、某妪之类不知名的人，数量实为可观。

有了这样的博览群书与遍访周咨的基础，赵学敏在书中广征博引，其博闻广识令人惊叹。李时珍《本草纲目》52卷，引据古今医家书目，除旧本外，凡277家；引据古今经史百家书目，凡440家。而《本草纲目拾遗》不过是《本草纲目》的补遗之作，据章次公《本草纲目拾遗引书编目》统计，其引据的医药文献凡282家，经史百家343家，其中90%以上是《四库全书》所没有著录的，也是《医宗金鉴》和以前康熙年间所编纂的《图书集成》医部所没有采取的，其数量几近《本草纲目》的征引文献。这些资料中有很多是珍本秘本和抄本，在当时已经罕有，如王安卿《采药志》、汪连仕《采药书》《李氏草秘》、龙柏《药性考》《草宝》《草药鑑》《药辨》《海药秘录》《百草镜》等，都是记载民间草药，反映民间医疗知识的书籍。

《本草纲目拾遗》的600余种参考文献中，涉及著作种类繁多。赵学敏之弟赵学楷曾撰《百草镜》《救生苦海》《观颐录》等书（均未见刊行），《本草纲目拾遗》摘录前二种的资料颇多。据余瀛鳌统计，如龙柏《药性考》《药性考补遗》《食物考》，汪连仕《采药书》《草药方》，王安《采药录》，朱排山《柑园小识》《柑园杂识》，王站柱（《本草纲目拾遗》诸条中为王站柱，但余瀛鳌文章中作王玷珪，待考）《不药良方》，沈云将《食物会纂》，方以智《物理小识》，徐后山《柳崖外编》，关涵《岭南随笔》等，《本草纲目拾遗》中均多所引录。他如《池北偶谈》《颜氏家训》《酉阳杂俎》《行箧检秘》《岭南杂记》《椿园闻见录》《李氏草秘》《珍异药品》《群芳谱》《三才藻异》《书影丛说》《秋灯丛话》等，以及各种地方志、笔记等多种类型文献的摘引，使其广搜博采的特点，尤为鲜明突出。

而《串雅》以收集民间医学经验为主之书，也引用了大量古书古方。据何国强、薛凤奎等统计，方药来源有《伤寒论》《本草纲目》《臞仙神隐》《橘旁杂论》《本事方》《养生经验合集》《集简方》《万病回春》《存存斋医话》《药谱明疗》《鸡鸣录》《医书汇参》《石室秘录》《观聚方要补》《本草纲目拾遗》等。其中《串雅内编》之方在155种书中有所记载，早至晋代《崔氏方》和《肘后方》，晚至清代《石室秘录》和《惠直堂经验方》。《串雅》中所见常用方有十全大补汤、四物汤、六君子汤、六味地黄丸、四逆散、逍遥散、二陈汤、良附饮、龙胆泻肝汤、当归龙荟丸等；古方有治疗产后晕厥用扁鹊法，还有华佗危病方、诸葛解甲散。

在《本草纲目拾遗》中记述的药物产地和标本来源、涉及的地域，既广且远，据宋立人统计，北至黑龙江，南及海南岛，东起台湾，西至新疆、西藏，而以长江以南的东南和西南诸省尤为集中。其记述之广博，在清代，可说是绝无仅有者，特别是大量民间药、民族药，不仅记载了丰富的医疗经验，还提供了很多药物发展史资料，以及有关药用植物的民俗文化，除了中医药学术之外，还可作为整理研究古代民俗学、民族植物学等的参考。如《本草纲目拾遗·卷二·火部》藏香条，赵学敏按语中言附有“王景略曾为织造寅公制藏香”的藏香制法，可为研究《红楼梦》者提供线索。此外，《红楼梦》中描述的鼻烟、药露，以及普洱茶、六安茶等名茶，使用的山羊血黎峒丸、紫金锭等名药，《本草纲目拾遗》中都有载录，为红学研究提供了清代医药学的信史。夏雷鸣指出，野马豆又称嘛呢子，是藏密僧人于佛前诵经持咒时用草末或干面搓制而成，《本草纲目拾遗》中对野马豆的描述所占的篇幅胜过其他中药，客观上为藏密史或雍和宫史增加了一条史料。

此外，《本草纲目拾遗》还保存了很多历史博物知识。《本草纲目拾遗》记载了 20 多种茶的资料，约六七千字，几近于一个专门研究茶的小册子。关于石油的产地，书中石脑油条指出，有延安、榆州、赤金卫东南 150 里、玉门县东 180 里、延寿县南、广东南雄、云南滇缅边境、四川富顺、屈茨川（龟兹国西北大山中）、缅甸等处，虽不是精确的探钻和全面调查记录，也是难得的资料。书中考证了琐琐葡萄和甘薯，认为琐琐葡萄是神农九草之一，中土久有，但味薄不甚甜而已，张骞由西域带回的不过是较佳品种；甘薯中长而白皮的，中土久有，圆而红皮的才是明季闽人陈经纶由吕宋（菲律宾）移归的新品种，故不可一概称为番薯。书中还记录了一些历史掌故，如黄石公的名字是黄德祖，林邑王行刺南越王的传说（椰酒条），瑶池地点及里程、高度、形状、地名译音，以及九层皮果（罗晃子，连肉有皮九层）、鬼芋等奇闻。这些皆有赖于赵学敏广博的见闻。

3. 严谨求实，亲验详考

严谨求实的态度，贯穿赵学敏收集资料与撰著编写的始终。例如在《本草纲目拾遗》的选辑过程中，“虽主博收，而选录尤慎”“宁蹈缺略之讥，不为轻信所误”。其中“有得之书史方志者、有得之世医先达者”“必审其确验方载入，并附其名以传信”“若稍涉嫌义，即弃勿登”。而草药因为“诸家所传，亦不一其说”“终未敢深信”，赵学敏更是结合其弟赵学楷所著《百草镜》，根据自己亲手种植经验进行选载，“《百草镜》中收之最详，兹集间登一二者以曾种园圃中试验，故载之”“否则宁从其略，不敢欺世也”。此书之外那些治效不明确的药物，赵学敏则拟著一本《待用本草》来收载，以俟后人考验。其他如《医林集腋》与《养素园传信方》均为赵学敏收集的验方，“集其屡验者”而成。《祝由录验》是抄录几种相关书籍，经过“采择试之，删其妄，而存其效且便于行者”而成。《升降秘要》的内容是经自己实践“体不耗而功倍捷”方成书。赵学敏严谨求实的态度使得其著作极具参考价值。

《本草纲目拾遗》的撰著过程尤其体现了赵学敏这一学术特点。乾隆乙酉年（1765）8 月赵学敏作序于双砚草堂，表明该书初稿基本完成。但在其后的将近 40 年中，仍在陆续增订，直至嘉庆癸亥年（1803）还对翠羽草、真珠草和辣茄进行了修改。从增订的内容可以看出，赵学敏留心观察身边药物，孜孜不倦地搜集资料为《本草纲目拾遗》充实内容。书中提到纪年的，庚戌年（1790）、辛亥年（1791）两年在临安就搜集药物 10 种之多。其中，仅“署后荒圃”中发现了狗卵草、荔枝草，并载入书中，还有土人呼为山萝卜的商陆，在野萝卜条提出鉴别。

赵学敏常通过亲自观察来考证其形态功效，见到不了解的药物就虚心请教，甚至多次托亲朋好友带样品给自己。如他见过在云南为官的五杭龚太守回家乡时所带的鸡血藤，戊申年（1788）在自己长子赵景炎去与云南昭通接界四川叙州府时，嘱其往觅此藤寄来。赵景炎寄来鸡血藤为金沙江土司山中所得，形态特点与昔日所见完全不同，赵学敏“附记于此，以俟考”。而 3 年后的辛亥年（1791），赵学敏在临安患臂痛，县令胡春熙的长子胡什曾因宦滇南归里，赠其鸡血藤胶，赵学敏观察其形态，询问产地来源等，并带给儿子赵景炎观看。赵景炎曾在昭通大关司马白公家见其所藏鸡血藤胶，认为其形态与胡氏所赠又不相同。赵学敏考虑可能保存时间不同，或产地有别，一时难以得出结论，即注明“惜不能亲临其地，为之细核，附笔于此，以候后之君子考订焉”。其严谨求实可见一斑。

更值得一提的是，赵学敏还亲自种植药物以备观察验证。他与弟弟从小在家中的养素园居住学习，父亲养素园中开辟了一畦地作为栽药圃。《本草纲目拾遗·卷五·草部下》石打穿条，因《葛祖方》将石打穿与石见穿相混，赵学敏之弟所作的《百草镜》认为二者功用各异而存疑待考，癸丑年（1793）赵学敏则“亲植此草于家园”，详细描述其形态，因而得以鉴别。

在撰著过程中，对于药物功效及一些民间流传的治法，赵学敏也常亲身实践得到证实后方收载书中。如丁未年（1787），赵学敏在奉化期间，得知当地人都用六月霜代茶饮，认为它能够消食运脾，解暑如神，于是“以百钱买得一束”，在自己痞闷不快时取一枝冲汤代茶饮，次日，即“健啖异常”。而后又在伤寒时疫中“取一茎带子者，煎服之”取得很好的效果，后来又“屡试皆效”，用以洗疮疖“皆愈”，因而记录了这些功效。又如鸦胆子，“虽诸家本草未收，而药肆皆有”，由它组成的至圣丹“治冷痢久泻，百方无验者，一服即愈”，因而赵学敏收载并写道：“此方不忍隐秘，笔之于书，以公世用。”《本草纲目拾遗·卷五·草部下》落得打条下则载有赵学敏就地取材，以养素园中种植的草药落得打治疗小婢失足从楼梯坠下的验案，“采此捣汁冲酒服，以渣罨伤处，一饭顷，疼块即散，内瘀亦泻出”。此外，在《本草纲目拾遗》中，也常见“屡试有效”的记载。赵学敏以严谨求实的态度，对药物亲验详考，使得《本草纲目拾遗》可信可靠。

4. 注重实用，力求济世

赵学敏著书还十分注重实用性。《本草纲目拾遗》中，增补药物的宗旨首先是“取其便”，凡珍贵罕见之物极少取之，从而为药物的取用和普及提供了便利。而《串雅》亦非照搬走方医赵柏云的经验，而是根据临床需要进行删订，“存其可济于世者”，分类辨析，并将自己以前收集的方子合在一起汇编而成。《本草话》则是出于临床实践中，不可不知药物名称和用途随时代与地域风俗不同产生的变化所作。

《串雅》的编纂，最能体现赵学敏注重实用和济世的特点。《串雅·绪论》言:“走医有三字诀:一曰贱,药物不取贵也;二曰验,以下咽即能去病也;三曰便,山林僻邑,仓卒即有。能守三字之要者,便是此中之杰出者矣。”走方医有廉、验、便的特点,常以单方小方起效,非常实用,又方便百姓,赵学敏十分欣赏。加之与赵柏云交谈,发现其理论“颇有奥理,不悖于古,而利于今,与寻常摇铃求售者迥异”,故而将其口授之学进行删订之后,加入自己收集的一些民间验方,整理而成《串雅》。这使昔日人们看作“江湖俗技”的民间医药知识也得以登大雅之堂,为人所识,从而得到推广应用。

据何国强、薛凤奎等统计,《串雅》中所用方药,取一味药即成一方的有 208 首,取两味药组成一方的有 159 首,取三味药组成一方的有 81 首。其取材多是随手可取之物,如蔬菜类有蒜、葱、姜、萝卜、韭菜等;果品类有桃、杏、梨、桑葚、大枣、西瓜、冬瓜等;肉类有羊、牛、猪、鸡、鸭、鹅、鱼、虾、龟等。这些方药能做到取之易得,用之应手,疗效显著,方便病患,充分体现了廉、便、验的特点。在此基础上,赵学敏又精心编辑,《串雅内编》的 427 条中,或丸散,或膏丹,或汤剂,皆辨证给方,并非泛泛论;凡有加减说明者,或详,或简,共有 210 余条。可见编纂者赵学敏注重实用、力求济世之心。

5. 立足本土,放眼海外

(1)重视民间医药

民间医学向来被人轻视,“草泽医乃世所谓‘走方’是也。人每贱薄之,谓其游食江湖,货药吮舐,迹类丐;挟技劫病,贪利恣睢,心又类盗;剽窃医绪,倡为诡异;败草毒剂,悉曰仙遗;刳涤魇迷,诧为神授”(《串雅·自序》)。而赵学敏却对走方医有客观评价,指出走方医医术有“操技最神而奏效甚捷”的特点,且有独特的理论,“颇有奥理,不悖于古,而利于今”。赵学敏将走方医赵柏云的经验“弃俗从雅”,加上自己搜集的民间验方，精心编纂了《串雅》这部民间医学专著，让人得以全面了解走方医的理论与经验，同时也将民间的宝贵实践经验，“秘不轻授”的秘方、验方整理保存了下来。赵学敏对于民间医学的传承有如此大的贡献，自然是对民间医学非常重视使然。

而《本草纲目拾遗》中也收录了大量民间草药。据宋捷民统计，书中所载绝大部分是《本草纲目》未收录的民间药，如金果榄、木蝴蝶、鸦胆子、银柴胡、路路通、雷公藤、千年健、雪莲花、冬虫夏草、太子参等。不仅大量记载浙江一带的民间草药，还特别收载了许多边远地区、少数民族地区、沿海地域的药物，如广东、广西、云南、贵州、台湾、西藏、新疆、内蒙古等地。药品分布的地区之广是历代本草中罕见的。

此外，赵学敏在《本草纲目拾遗》中还收集了药物民谚及相关民俗。《本草纲目拾遗》中有 9 条药物民谚。如卷五的“八角连”条，八角莲为小檗科植物，药用根茎，味苦辛，凉，有毒。民间用治毒蛇伤有效，《本草纲目拾遗》引《涌幢小品》云：“可以伏蛇。谚云：‘识得八角连，可与蛇同眠。’”但本品有较大毒性，宜在医生指导下应用。又，卷三的千里光是菊科植物千里光的全草。赵学敏誉之谓“外科圣药”，擅治疮疖肿毒及盯耳火眼等，俗谚云：“有人识得千里光，全家一世不生疮。”现代药理实验证明，千里光有广谱抗菌作用，证实了民间的传统经验。此外还有卷三的风膏药，能“治风愈疮”，谚云：“风病须风菜。”即此。卷七的睡莲，佩戴有安眠作用，谚语说：“毋佩睡莲，使人好眠。”卷八黄皮果，是南方水果，过食荔枝食之可解，故谚曰：“饥食荔枝，饱食黄皮。”又有另一种名为白蜡子的水果与黄皮果功效相似，有谚语：“黄皮白蜡，甜酸相杂。”卷九石燕，可治儿疳，小儿羸瘦，取食即愈，谚曰：“婴儿瘦，探石鷇。”这些民谚实际上也是对药物功效的总结。也有总结植物特点的谚语，如卷五的铁树，有谚语“铁树开花”，说明铁树难得开花。卷八的倒捻子，又名黏子，谚语说：“六月六，黏子熟。”正与其“花于暮春，实于盛夏”相符。

《本草纲目拾遗·卷五·草部下》中记载了有关万年青的杭州民俗。万年青“人家多植之，浙婚礼多用之伴礼函，取其四季常青有长春之义。《百草镜》：四月八日浴佛日。杭俗，人家植万年青者，多剪其叶，弃掷街衢，去令人踏之则易长，且发新叶茂密”。而苏州则在四月十四日神仙生日，剪万年青叶弃置路上，市民则于是日至桃花坞神仙庙拜神祝寿，一路踏万年青而去，络绎不绝，谓可得健康吉祥。古人这种对健康与幸福的追求，寄托于神话色彩的活动方式，也为民俗带来了特有的情趣和期望。清代园艺学家陈淏子的《花镜》（1688 年）也云：“吴中人家多种之，以其盛衰占休咎。造屋移居。行聘治圹，小儿初生，一切喜事，无不用之以为祥瑞口号。”治病、求医也会在某种形式上显现出一些民俗风尚。如《本草纲目拾遗》卷六“枫果”条云：用枫果（即路路通）“以金箔贴之，村妪簪于发，云可明目、宜老。”村妪借助这种形式达到治病保健的目的，保健的同时又可妆饰，形成了一种与医疗相结合的民俗文化。

赵学敏收集的这些民间医药经验，至今仍有旺盛的生命力。如吴茱萸末贴足心治咽喉肿痛，五倍子研末调糊填脐治盗汗，鸡血治蜈蚣咬伤，生姜捣汁和水胶为膏贴腰眼治腰痛等，目前在浙江萧山、富阳、临安等地区尚在广泛使用。有时略有更新，如临安县用生姜、葱白捣汁治腰痛，嘉兴用吴茱萸末贴足心治阳虚肢冷。这又说明验方在沿传中是有更新发展的。据薛凤奎考察统计，《串雅内编》427 条中就有 171 条尚在民间沿用。民间医药有廉、便、验的特点，实用性强，所以才能长盛不衰，不断发展，赵学敏不以“小道”而忽视之，为我们保留了宝贵的财富。

（2）发扬地方特色

赵学敏是浙江人，搜集民间验方、草药而总结的民间医药经验，反映了浙江的地方特色。《浙江中医学院学报》编辑室的华祝考对此进行了系统梳理。首先，疾病和药物的命名，很多是采用了浙江民间的土话。病名如冻瘃（冻疮）、单鹅（一侧扁桃体肿痛）、猢狲痨（小儿疳积）等；药名如蒲包草、金线钓虾蟆、蚕豆壳、蟛蜞、马蟥等。《本草纲目拾遗》卷九禽部“鹅毛”条下的“绝胎方”要用“血管鹅毛”烧灰。这“血管鹅毛”，浙江人知道，这是指还在皮肉内、尚未出来的细嫩毛管，颜色紫黑，内有血浆，有活血化瘀之功，当地亦有用其避孕的。又如土虱，即土虫。金头蜈蚣与赤头蜈蚣，是浙江当地人称蜈蚣之大者为金头，称小者为赤头。

其次，药物产地体现浙江地方特色。《本草纲目拾遗》收载的药物，几乎遍及浙江全省各地。赵学敏是杭州人，杭州的一些著名山水，也常有出现。如卷四的飞鸾草条，注明此草“生钱塘葛岭后山金鼓洞”。卷四的鱼鳖金星，“生西湖飞来峰绝顶”。正误篇提到“吾杭西湖岳坟后山，生一种草……土人呼为四叶莲”，为獐耳细辛。

第三，单验方的来源体现浙江地方特色。赵学敏自己说，《串雅》这本书中采录的单验方，有十分之三来自赵柏云之手，柏云是当地有名走方医，仅此一点，就可说明这本书的地方特色。又如卷二“火部”中的“烟筒中水”，俗名“烟油”，这是吸旱烟者烟筒中的油膏，此药易得，能治蛇毒、蜈蚣咬、恶疮等，使用方便，取之涂患处即可，至今还在浙江一些乡间应用。赵学敏为了说明它的功效，还例举海盐朱进士述说的亲眼目睹的事实加以证实。

第四，方药说明体现浙江地方特色。浙贝和於术是浙江的两大名药，赵学敏在收载这两味药时，作了非常详尽的说明。其中於术一味药，不仅在《本草纲目拾遗》小序中就提到，而且在条文中竟用了长达 2300 余字加以描述。开胃宽膈的“火腿”，赵学敏不仅指出以金华产为佳，而且说东阳、浦江产的更佳，然后又说明有“冬腿春腿之分，前腿后腿之别”，东阳腿和浦江腿的不同特点，以及火腿的制作和保存方法，最后才说明火腿的功效、药性和服法等。在“浙驴皮胶”条下的说明更有趣，说是“近日浙人所造黑驴皮胶”，是“用临平宝庄水煎熬而成”的。这种宝庄泉又名大力水，比杭州虎跑泉水还优，一“大缶”平口水，虎跑水投一百六十青钱不溢，宝庄水能投二百青钱不溢，而普通水投八十就漫溢于外矣。这些说明，若非充分了解浙江风土人情，是实难做到的。有的药名，甚至还引用了浙江的俗话来说明它的功效。如两部著作中的“千里光”和“千里光膏”条下，都引用了“有人识得千里光，全家一世不生疮”的俗语。

我们说赵学敏总结的民间医药经验有浙江的地方特色，当然不是说他偏隅一方。事实上在他的著作中，不仅有苏、皖、赣、闽、粤、桂、滇、川等省的方药，甚至边远的新疆、西藏以至外国的许多药物也收载在内。赵学敏脚踏浙江的土地，眼界却不仅仅在家乡，甚至比同时代的人更早望向了海外。

（3）融汇西方医药

赵学敏所处的17世纪末18世纪初，西方文化始向我国传播，随之西方药物也同时传入。当时清廷采取闭关自守的政策，赵学敏却能摒弃门户之见，大胆吸收并记载了西方药物。《本草纲目拾遗》中列述强水、倭硫黄、西洋参、东洋参、阿勃参、香草、臭草、西国米、阿迷酒、龙涎香、吕宋果、金鸡勒、铁树叶、拔尔撒摩、金刚纂、椵树皮、胖大海等外来药。来源泛及欧亚乃至美洲，如西洋参来自大西洋佛兰西（法国），东洋参产于日本，胖大海产自安南（越南），吕宋果来自吕宋岛（菲律宾），拔尔撒摩据考证为秘鲁香胶。这些外来药中，不少为赵学敏亲眼所见，如治疗疟疾的金鸡勒（又称金鸡纳，为奎宁原植物）。在清代本草著作中，赵学敏《本草纲目拾遗》的新药物和新内容最多。赵学敏也是第一位把西方的强水、刀创水（碘酒之类）、鼻冲水（嗅剂）及各种药露制法编入本草书的。他还保留了当时最早介绍西洋药物部分内容的书籍之一《本草补》的原貌。与此同时，也为我们了解西医初期传入中国的情形提供了丰富的资料，例如鼻冲水实际成分是氨水，当时还用来通窍，“嗅之发汗治头风”。

赵学敏还吸取了一部分国外医药知识与治病经验。《本草纲目拾遗》中不但详细记载了多种药露的制作与使用，还介绍了鼻烟用法与功效，并提及脑髓的生理功能、疝气的解剖病理等。《串雅》中也载有鼻烟制法（《串雅外编·制品·药品门》），还收录了源自“大食国胡商”的可治脑中热毒、除目中翳障、镇心明目的灌顶油方（《串雅外编·制品·用品门》）。

赵学敏也不是一味盲目地接受西方的东西，对于某些有一定药效作用，但过多服用易于致病的药物，他则明确指出其危害。当时烟草已经对我国产生了较大的影响，《本草纲目拾遗·卷二·火部》列有烟草相关的烟草火、烟梗、烟叶、烟杆、烟筒中水、烟筒头中煤、鼻烟、水烟、鸦片烟等数条。其中烟草火条下指出烟叶，“食其气能解瘴消臌，宽中化积，去寒癖，但不宜多食”“一曰金丝烟，治验亦多，其性辛散，食其令人醉。一曰烟酒，其种得之大西洋。一名淡巴菰、相思草，制成烟有生熟二种，熟者性烈，损人尤甚。凡患咳嗽喉痛一切诸毒肺病皆忌之”。该条还附有一个其亲眼所见的，吸烟导致支气管炎，而戒烟后获得康复的病历，傅维康指出此为医学史上最早见载。“友人张寿庄己酉与予同馆临安，每晨起，见其咳吐浓痰遍地，年余迄今未愈，以为痰火老疾，非药石所能疗。一日忽不食烟，如是一月，晨亦不咳，终日亦无痰唾，精神顿健，且饮食倍增，啖饭如汤沃雪，食饱后少顷即易饥。予乃悟向之痰咳，悉烟之害也”。赵学敏在病历后指出了烟草对人的危害：“耗肺损血，世多阴受其祸而不觉，因笔于此以告知医者。”而在鸦片烟条下，他也明确指出鸦片烟的危害：“初服数月，犹可中止。迨服久偶辍，则困惫欲死，卒至破家丧身。凡吸者面黑肩耸，两眼泪流，肠脱不收而死。”

赵学敏广搜博览国外药物知识及治病经验，去粗存精，载录于书为我国人民的医疗保健服务，可以称得上注重医药文化对外交流的一位医药学家。张子高等高度评价说，在前清乾嘉年间，留心西方药物者应以赵学敏为最。

（二）弃俗从雅述铃医

赵学敏对民间医药非常感兴趣，留意搜集民间药物知识和验方，如《本草纲目拾遗》中就收载了大量源于民间的草药，但最体现他在民间医学方面学术成就的是《串雅》这部介绍走方医临床经验和技艺的专著。

赵学敏著《串雅》之前，周游四方、游动行医的走方医对主流医学界来说是神秘的，也是难登大雅之堂的，俗称“铃医”。而这些走方医掌握了大量民间医学知识，以廉、验、便三字诀著称，有其独到的可取之处。赵学敏通过抄录、删订走方医赵柏云口述的经验，并加入自己收集的一些民间医药知识和验方，著成《串雅》。书中介绍了走方医渊源与特点，总结了走方医截、顶、串三法，搜集整理了有效民间单方，介绍了民间医学急救经验，总结整理了民间医学丰富的外治法，介绍了走方医所用伪药，介绍了民间医学食疗内容，还介绍了走方医治疗动植物的经验、取虫术及符咒、制造日常用品、小戏法等技艺。这些翔实的内容，使人能够全面了解走方医。而赵学敏所进行的编辑删订工作，也将民间医学由俗入雅，使之得以发扬光大。

赵学敏将走方医的技艺“弃俗从雅”，推广民间医学，主要做了以下工作。

1. 论述走方医渊源特点

赵学敏在《串雅》的自序、凡例、绪论中对走方医的渊源和特点进行了勾画，并表示了自己对走方医的欣赏。

赵学敏介绍走方医的渊源说，医史记载找不到走方医之名，而涉及走方医所用治法的医学专著上，也没有提及走方医。如《周礼》分食医、疾医、疡医、兽医四类，而后有十三科，并无“走方”之名。而“《物原》记岐黄以来有针灸，厥后巫彭制药丸，伊尹创煎药，而未闻有‘禁’‘截’诸法也”。再如“金·张子和以汗、下、吐三法，风、寒、暑、湿、火、燥六门为医之关键，终未闻有‘顶、串’诸名也”。

赵学敏指出，走方医始于“草泽医”，因“负笈行医，周游四方，俗呼为走方”。走方医亦学有所源，“其术肇于扁鹊，华佗继之”。因学术渊源不同，“故其所传诸法与国医少异”，其特点是“治外以针刺蒸灸胜；治内以顶、串、禁、截胜。取其速验，不计万全也”。也就是说，走方医善用针灸外治法治疗外科病，而治疗内科病则以顶、串、截法涵盖的内服药或符禁之术，以取效快见长但不太考虑后续。

走方医有其独特的行装打扮，以“虎刺”为标识。虎刺是一个铁制的中空环盂，内置铁丸，手持时摇动它。其得名始于一名为李次口的走方医。据说李次口常在深山行走，有老虎口中有刺求他拔刺，李次口将这个铁器放在虎口方便拔刺。后来李次口医术名闻江湖，走方医也就都手持此物作为标识，将它称为虎刺（赵学敏注“《三才藻异》作虎撑”）。走方医因这种摇着铃铛走街串巷的形象，所以也被称为“铃医”。

走方医的器具用品和一些行为，也都有独特的名称。赵学敏举例，器具如“手所持药囊曰无且囊，云秦无且所用者。针曰铍针。有小袋曰罗星袋。有小尺曰分脉尺。有药点之镜曰语魅。有马口铁小筒，用以取牙，曰折脆”。用品如“所作伪药皆曰何兼”。行为如“市草药曰夹草。持竿布，卖膏药，曰货软。作道妆僧服，曰游方。用针，曰挑红。用刀，曰放红。撮痧，曰标印。艾火，曰秉离。水调，曰填冷。与人治病，曰打桩。两人合治，曰拢工。共分酬金，曰破洞。赚人财帛，曰捞爪。脱险，曰出洞”。

走方医得到民众信赖，在于他们有廉、便、验三字诀，“一曰贱，药物不取贵也；二曰验，以下咽即能去病也；三曰便，山林僻邑仓卒即有”。

“能守三字之要者”，能够方便、快捷且花费不多地解决患者病痛，“便是此中之杰出者矣”。说起“验”，走方医又有“四验”的绝活，即取牙、点痣、去翳、捉虫，都是凭借药力，一治取效，能让民众对其坚信不疑。要做到一个好的走方医，还有手法的“四要”，即“用针要知补泻，推拿要识虚实，揉拉在缓而不痛，钳取在速而不乱”。此外在行事上也有准则，“志欲傲，礼欲恭，语欲大，心欲小”。可见，一个好的走方医，要通达全科，为患者解决各类问题，既要有绝活，也要基本功扎实，还要胆大心细，有礼有节，才能让患者信服。

赵学敏指出，世人对走方医常存有偏见，鄙视他们行走江湖，贪财逐利，大话连篇，和乞丐、骗子、盗贼是一类人，也就治小病而已。“人每贱薄之，谓其游食江湖，货药吮舐，迹类丐；挟技劫病，贪利恣睢，心又类盗；剽窃医绪，倡为诡异；败草毒剂，悉曰仙遗；刳涤魇迷，诧为神授。轻浅之症，或可贪天；沉痼之疾，乌能起废”？可赵学敏认为，虽然走方医中存在这样的人，但“亦不可概论也”，何况所谓的正统名医，又有多少是沽名钓誉的呢，“为问今之乘华轩、繁徒卫者，胥能识症、知脉、辨药，通其玄妙者乎？俨然峨高冠，窃虚誉矣！今之游权门、食厚俸者，胥能决生死、达内外、定方剂十全无失者乎？俨然踞高座、侈功德矣！是知笑之为笑，而不知非笑之为笑也”。

赵学敏指出，走方医为取得好的疗效，往往在医理、药性等方面比寻常医生还要掌握得更深入。“药有常用之品，有常弃之品，走医皆收之。病有常见之症，有罕见之症，走医皆习之”“药有异性，不必医皆知之，而走医不可不知。脉有奇经，不必医尽知之，而走医不可不知”。之所以走方医要下这么多工夫来学习医理、药性，是因为临床诊治有“二难”，即用药难、识症难。临床要想取得好的疗效，一定要基本功扎实，“用奇乘间，一时之捷径也；得心应手，平日之功用也”。走方医要想比寻常医生更快速、准确地解决患者病痛，“非通乎阴阳，察乎微妙，安能使沉疴顿起，名医拱手”。再者，走方医行走江湖，也需要保证自己的健康，“盖医学通乎性命，知医则知立命。而一切沴戾不能中之，可以却病延年。否则己身之厄不能免，又焉能救人之危耶”！所以，走方医也要秉承“古人出则行道，入则读书”的训诫，打好基本功，才能行走江湖而济世救人。

走方医还有自己独特的理论。例如“走医三大法”，即顶、串、截三法，以譬三才，这也是走方医最具特色的理论。赵学敏在著《串雅》之前，已对走方医的“顶、串诸术”早有耳闻，听说“操技最神，而奏效甚捷”。而走方医大多秘不轻授，问起来又基本上是“知其所以，而不知其所以然，鲜有贯通者”，直到遇到成功的走方医赵柏云，方得以全面了解。因而赵学敏在所著《串雅》一书中对这三法的应用进行了详细介绍，希望能够“尽发其秘，非欲矜己之长，良由济世一端，多多益善也”。

三法中，“药上行者曰顶，下行者曰串，故顶药多吐，串药多泻。顶、串而外，则曰截。截，绝也，使其病截然而止”。所以说，顶、串、截三法的分类方法类似古汗、吐、下三法分类。但走方医这三法又另有奥妙，“然有顶中之串，串中之顶，妙用如神，则又不可以常格论也”。在三法中，走方医又进行了细分，如截法中有点金药、拦江网、八面锋。赵学敏在《串雅》正文中未细分到这个程度，但绪论中举了一些例子，“如鲫鱼霜、中分散、截骨、移毒皆点金药也；黄鹤丹、青囊丸皆拦江网也；兑金、鲤鲮皆八面锋也”。

走方医在治疗内科疾病时还有一些独特的治法，即赵学敏所介绍的“走医于内科有变病法”“如约脾丸中之用木瓜露以闭溺窍；掩月散中之用鲤脊鳞以遮瞳神；取贝母中之丹龙睛以弛髓脉；剔刺猬中之连环骨以缩骨筋”。

走方医在治疗外科时，有“九种、十三根等法”，能拔骨髓诸毒。但这些法易为不肖疡科利用，所以赵学敏只在《串雅》绪论中举例，如“用白朱砂以种毒，蛇蕈灰以种疮，即九种十三根之类”。

走方医还相当于全科医生，需要解决所见内、外、五官、伤科各种疾病，其中尤以取虫和急救见长。取虫实际上涵盖了古代认为各种由“虫”所致疾病的治疗，如治疗虫牙、寄生虫（蛔虫、蛲虫等）病、疽疮瘰疬、下部痔漏、带下瘙痒、心痛、劳、癞、疠风（麻风）等。取虫被誉为“走医第一要法”，也是走方医“四验”之一，往往一治见效，借以取得病家的信任。急救，走方医理论中称“选元”“尤有起死回生之术”。取虫和选元，“无此二门，则无由见神”，所以《串雅》正文中对它们做了较为详细的介绍。

走方医理论内容十分丰富。走方医善用单方、针灸及外治法治病，有时还能治疗一些“奇病”。在药物应用上，走方医有一些独特的制药方法，有时所制“伪药”也有可取之处，“若假象皮膏之收口，假乳香之定痛，著效更捷于真”。此外，走方医行走江湖，也有一些有趣的小把戏，以及禁术、符咒之类。《串雅》中选取可济世而不启奸、无妨于大雅者进行了介绍。

可见，走方医虽不是医学主流，但亦有独特的理论，也需掌握大量的知识和技艺，在临床以疗效取信于人。基于这样的认识，大家就不能小看走方医了，“谁谓小道不有可观者欤”！与赵学敏探讨走方医理论的赵柏云就是一位成功的走方医。他“遍游南北，远近震其名”，探讨理论“颇有奥理，不悖于古，而利于今，与寻常摇铃求售者迥异”。而历史上也不乏走方医成功案例，例如“昔欧阳子暴利几绝，乞药于牛医”，也就是宋代著名文学家欧阳修曾患痢疾，用尽各种方法不能治好，病况垂危，是一个牛医用车前子一味药治好。又如“李防御治嗽得官，传方于下走”，是宋徽宗的一个宠妃久咳不愈，招贤求药，最后李防御用来自走方医的黛蛤散治好。所以赵学敏呼吁，不要小看走方医这个职业，关键在于医者是否能够用好这套理论和技艺，“谁谓小道不有可观者欤？亦视其人之善用斯术否也”。

当然走方医中也有一些败类，“煦煦然唯利是求、言伪而辩者，开方则笔似悬槌，临症则目如枯炭”，医术不高，却贪财说谎，给民众留下不好的印象。赵学敏说，这些人“直谓之医奴可耳，此走医之罪人也”。

赵学敏还列举了一些走方医中的不良习气，以供学医之人警醒。例如将为医作为致富门路，不潜心医理，反而“恃祖方为长技”，偶尔用之起效，就留根不除，等待患者下次发病又能来财；用了没有起效，就用虎狼之药猛攻，“所谓下杀手也”，实证患者也许还能获得转机，对于虚损之人来说简直致命。还有的走方医，拿着一时效果很好，但病除之后不可再用的“丹头”来博取患者信任，但给患者之后调理的药，却是用药肆丢弃的药渣做成的丸药，根本不论药性如何，只顾赚钱，“所谓‘捞爪’是也”。还有的为致富而行医的走方医形成小团体，不去研习医理，而是各挟一个所谓绝招四处行医，以药试病，偶尔治好就用来标榜自己，关系好的就互相吹捧，不是一个小团体、关系不好的就互相妨害。赵学敏认为，医学的本来目的在于济世，对于疾病能治就治，“不必存贪得之心”；医术也在于平日的学习积累，不是一技之长就能走遍天下的。如果学《串雅》中走方医的医术，就一定要注意医德的修养，不要像上述走方医那样。

赵学敏指出，走方医的理论里有精华也有糟粕，不能全盘学习。例如，赵柏云手抄有《市语宗派神用运技》1卷，“言多不经，启后人渔利之私”，所以他“急为芟削，间采一二入《绪论》中，以广见闻”。走方医理论中还有一些“夸新斗异”的内容，“旁涉玄禁，琐及游戏”，是主流医学之外的东西，这些也需要通过删订，保留有用的部分，使学习者“不致为庸俗所诋毁”。此外，关于顶、串、截三法，有些末流的走方医妄自称自己掌握“九顶、十三串、七十二截等目”，用数字多少来自夸于人，实际三法分类已能涵盖，没有他们说的那么神秘。还有走方医外科的九种、十三根等法，能拔骨髓诸毒，但一些不肖疡科为了获利，用这些方法来种毒留根，变小成大，“实则为利浅而受害深”，赵学敏宁可不收录，以免启奸。更有一些走方医，医术不精，反而“合扁豆膏以留疟，曼陀酒以留癫，甚则醉兽散之可以病牛马，金针丸之可以困花木，种种不仁，愈降愈甚”“欲借此遂其罔利之心耳”，《串雅》中虽尽删其法，而不能尽绝其传，故述其大概，使人能够警醒。

2. 整理走方医临证经验

走方医“操技最神，而奏效甚捷”，临证经验值得借鉴。赵学敏对其进行整理，取其验者，弃其可能开启渔利害人之路者，弃俗从雅，录于《串雅》。这些临证经验，成为《串雅》的主体内容。因在本书“临证经验”一章详细介绍，此处仅予简介。

截、顶、串作为走方医最具特色的理论“走医三大法”，赵学敏在《串雅》中详细介绍，占据共 4 卷的《串雅内编》之中近三卷的篇幅。走方医用方大多药味简单，更有许多一味见效的验方，赵学敏用《串雅内编》剩下的一卷多篇幅介绍了各种单方。外治法以其简便廉验，深受百姓欢迎，民间医学有大量外治法的经验，赵学敏在《串雅外编》中设“药外”专篇记载，独占一卷篇幅。走方医理论中又有“选元”，即急救，“尤有起死回生之术”，赵学敏认为这是走方医神妙之处，在《串雅外编》中以半卷篇幅进行了专篇介绍。取虫被誉为“走医第一要法”，也是走方医“四验”（一取牙，二点痣，三去翳，四捉虫）之一，往往一治见效，借以取得病家的信任，赵学敏将其与选元（急救）相提并论，认为“无此二门，则无由见神”，在《串雅外编》中进行了专篇介绍。此外，走方医虽以取效快捷之方之术见长，亦有食疗之法，主要收录在《串雅外编·制品·食品门》中，其他篇章也散在少数，收录虽然不多，也示人以法。这些临证经验凝聚了民间医学的精华，赵学敏精心整理也功不可没。

3. 总结走方医制药成就

走方医治病三字诀是廉、验、便，方便易得、价廉又有效的药物是走方医治病的保证。他们除了灵活取用草药、蔬果及生活用品之外，也会自己制药备用。“药有制品，取效更神”（《串雅・凡例》），赵学敏在《串雅外篇・制品》中集中介绍了民间医学的制药成就，包括常见药物的法制、常用中成药与丹药的制备，乃至于一些伪药的制法。

这些内容经过了赵学敏的精心筛选，如蒙汗药方之类，虽然有，但是不录，“恐易以启奸”。而著录伪药的制作方法，也是赵学敏用心良苦之处。“药品尚真，奚录伪焉”？赵学敏有两方面考虑。一方面，走方医行业良莠不齐，不乏缺乏医德、用假药劣药坑害患者的败类。赵学敏通过《串雅》，将一些伪品内情公开于众，就可以让大家不致受骗，“知其术始不受其愚，而作伪者更无巧取厚利”（《串雅・凡例》）。另一方面，走方医所制伪药也有可取之处，“若假象皮膏之收口，假乳香之定痛，著效更捷于真”。有些伪药，实际上可以当作一个价廉效佳的替代药品来用，当然值得推广。

赵学敏在《串雅外编・制品・伪品门》介绍了假冰片、假雄黄、假胆矾、假胡椒、假乳香和假象皮膏 6 种伪药共 10 种制法。因真冰片较为稀少，假冰片泛滥，赵学敏录有 4 种假冰片制法，其中以樟脑为基础制作的就有 3 种。吴庚生也在按语中说：“近时药肆真者日稀，皆以樟木蒸取。”不过，假冰片也有其价值，赵学敏说：“其性亦寒，用之颇与同功。”甚至有一种以樟脑加黄连、薄荷、白芷、细辛、荆芥、密蒙花、当归、槐花，再和冰片一起重新升华制成的假冰片，吴庚生指出，“此方宜用于眼药、吹药及牙痛药，比冰片为妙。庚生常试用有效。今真冰片日少，此法可用”。但毕竟真冰片价格不菲，假冰片“往往欺人，亦得高价”，所以懂得真假冰片鉴别也是很有必要的。赵学敏收录这 4 种假冰片制法，让人不致受骗。此外，吴庚生在按语中也给出了鉴别真假冰片的方法，是放置瓷盘中用火点，“渐化如糖者真”“点之作黑烟，遇火即燃者伪”。其他几种伪药，除了警示作用外，假乳香和假象皮膏在疗效上也是值得肯定的。假乳香是用糯米、盐做成糍粑封在松树瘿内 120 天制成，定痛效果比真乳香更捷。假象皮膏是用炒蚕豆去壳捣细和匀蜡熔为膏，“治仆打及金刃伤，血出不止者”“并收口，如神”，收口效果也是“更捷于真”。

在《串雅外编·制品·法制门》中，赵学敏介绍了法制青皮、乌龙胆、白豆蔻、法制橘红、法制槟榔、法制芽茶、香茶、法制枳实、法制川芎、法制人参、法制桃仁、樱珠、三奇曲 13 种药物共 14 种法制方法。其中，以化痰、消食者居多。如法制青皮，以盐、炙甘草、茴香来制青皮，能醒酒益胃、消食；法制橘红，将橘红与檀香、白豆蔻、片脑为末，甘草膏为衣，能化痰开郁；白豆蔻，加檀香、片脑为末，甘草膏为衣，能平气降痰；法制芽茶，将芽茶与檀香、白豆蔻、片脑共为细末，甘草膏为衣，能清热化痰、消食止渴；法制槟榔，加檀香、白豆蔻、木香为末，甘草膏为衣，能下气消食。这些法制后的药品，可以作为居家常备之品，有的可以“不拘时细嚼”，有的可以收着备用。如香茶可以治痰火症，及口臭、口干、生疮，“皆验”。

赵学敏在《串雅外编·制品·药品门》与《串雅外编·制品·杂品门》中，则介绍了紫雪、红雪、碧雪、硝石、矾石、水银霜、鼻烟、少阳丹、固齿延寿膏、神妙痧药、紫金锭、上清丸、玉泉丸、太仓丸等 46 种丹药和家庭常用中成药的配制方法。潘敬舜指出，有的中成药至今仍广为应用，如上清丸、紫金锭、紫雪；有的已成为中医外科配制药膏药散的主要原料，如水银霜、矾石等。而且，其中不乏走方医独有的经验。以紫雪、红雪、碧雪为例，它们都是治疫病的良方，虽都能找到出处，但药味、药量也稍有不同，或在用法上有所补充。

紫雪出自《千金翼方·卷第十八·杂病上·压热第六·紫雪》，历代方书都有收录，但用量都有变化，尤其黄金用量。原方用黄金一斤，历代方书增至五十两甚至百两，而赵学敏《串雅》中的紫雪仅用黄金一钱，是走方医对古方的灵活变通。至清代吴鞠通《温病条辨》将紫雪发扬光大，作为温病凉开三宝之一，已经不用黄金。《串雅》中的紫雪较《千金翼方》中少升麻、玄参，除麝香用量一两二钱五分较原方半两为多，多味药都较原方用量小，且前人其他方书紫雪中麝香最小量也是一两二钱五分，未见去升麻、玄参者，可以说《串雅》中的紫雪是独特的、源自走方医的精简版紫雪。

红雪是不晚于紫雪的古方，据《医心方·卷第十九·服红雪方第十七》，传说为“八公所授淮南王绛雪方”，又名红雪、（红雪）通中散。《外台秘要·卷第三十一·古今诸家散方六首》中的仙人炼绛雪即是此方，“疗一切病”，还是服石后大热的解药。后世方书所录，则药味、药量、功效有所变化。如《太平惠民合剂局方·卷之六·红雪通中散》中的红雪通中散，较《外台秘要》中的红雪，药味无槐花，而有黄芩、人参、赤芍、枳壳、木通、葛根、蓝叶，药量也有不同，功效减少。《串雅》所录红雪，则与《太平惠民合剂局方》中的红雪通中散药味、药量一致，功效亦大致相同，但在用法方面，补充了一条“欲行，则热汤化服一两”，使之更贴近实际应用。

至于碧雪，前人方书中多是同名而大相径庭者，《太平惠民合剂局方·卷之六·续添诸局经验秘方·碧雪》中的碧雪与《串雅》中的相似。但《串雅》中的碧雪用量更为详细，多一味水飞石，及“大小便不通，胃火诸病”的功效。可见其并非一味抄录古方，而确为民间医学制药经验。

此外，赵学敏也保存了民间医学一些别开生面的制药法。如《串雅外编·制品·杂品门》中的鸡子丹，是用雌雄白鸡的蛋，取出蛋白蛋黄，填充进丹砂，以蜡封口，放进白鸡的窝，同其他鸡蛋一起孵化，其他鸡蛋孵出小鸡（21 天）时药成。《本草纲目拾遗·卷三·草部上》的珠参也有类似制法，可将药效提高以代辽参。“珠参切片，每五钱以附子三分，研末拌匀，将鸡蛋一个去黄白，每壳纳参片五钱，封口，用鸡哺，待小鸡出时取出，将笔画一圈于蛋上作记，如此七次，共成七圈，其药即成矣”。《本草纲目拾遗·卷一·水部》中的用来点眼的鸡神水，是在萝卜靠近茎的一边开一大孔，放一个鸡蛋，等萝卜长出叶子，取鸡蛋内水。《本草纲目拾遗·卷八·诸蔬部》人工制造用以治鼓胀的三生萝卜，则是萝卜里反复加巴豆，“取水萝卜一枚，周围钻七孔，入巴豆七粒，入土种之，待其结子，取子又种，待萝卜成，仍钻七孔，入巴豆七粒再种，如此三次，至第四次，将开花时，连根拔起，阴干，收贮罐内。遇鼓胀者，取一枚捶碎煎汤服之，极重者二枚立愈”。还有《本草纲目拾遗·卷八·诸蔬部》的穿肠瓜，是将烂熟的甜瓜让人不咬碎子地吃下，把解下裹着甜瓜子的大便晒干，到播种时节种下，结出的甜瓜，焙干存性加蝉蜕、金银花酒并配合白海南花并根叶煎汤熏洗可治痔漏。以上不乏首次公布的民间秘方，如珠参制法是赵学敏友人朱秋亭重金得来的秘方，“秘不轻授”，赵学敏恳请其弟朱退谷，“始得其术，录以济贫”；三生萝卜则是赵学敏从唐正声那儿得来的，也是来自密授的制法。正因为赵学敏，我们今天才得以见到如此丰富多彩的民间制药经验。

赵学敏精心撷取民间医学制药经验的精华，将繁复的丹药制法公之于众，使得灵丹妙药得以传承；将家庭常备中成药配方、药物法制方法述诸百姓，使得百姓能够在家“治未病”；将伪药制作宣之天下，使骗术无处藏身；还发掘了伪药中的可取之处，用来作为贵重稀缺药材的替代。用心良苦，实在值得称赞！

4. 介绍走方医其他技艺

走方医走街串巷，除了医人之术，还有一些技艺，用来取信百姓，如符咒之术、小戏法；或者解决家庭生活中出现的问题，如治疗家禽、家畜、宠物、花木，制造肥皂、蚊香等日常用品等。赵学敏对这些内容进行了去芜取菁，在《串雅外编》中呈现给我们。

古人尚鬼神之说，走方医有很多符咒之术，称为“禁法”。“禁法之大，莫如水法，其次祝由”（《串雅·凡例》）。经赵学敏删减之后，摒弃近于巫术者，以《串雅外编·禁方》“录其小者，绝扰屏嚣，均无妨于大雅”，仍占了4卷《串雅外编》中的半卷篇幅，分为禁药门、字禁门、术禁门三门。大致上禁药门用药，字禁门写符念咒，术禁门则是各种仪式：有的是特定时间地点做某事，包括写符念咒；有的是特定命格人做某事，包括写符念咒；有的是用到有象征意义的东西。经赵学敏删订后，大部分都是防疫、驱蚊虫蛇鼠类。尤其是禁药门中，虽以鬼魅之说论疫，但那些防疫措施和药物依然有参考价值。如辟疫条指出：“凡入瘟疫之家，以麻油涂鼻孔中，然后入病家去，则不相传染；既出，或以纸捻探鼻，深入令嚏之，方为佳。”时疫大行条指出：“自家水缸内每早投黑豆一把全家无恙。”李子建杀鬼丸，烧一丸，安床头，防热病时气。还有端午日用浮萍、闹羊花为末，清明日取鳖血和二药调匀，擦在房门上以禁蚊；用楝树枝，将酒糊涂之，悬挂空处，以辟蝇蚊；用硫黄、棉花子烧烟熏，预防臭虫；以及一些灭虱除蚤、除虫蚁、除蟑螂、驱蚂蟥等方，都是消灭传染源和传染媒介的方法。除预防医学内容外，禁药门中还保留了诸如预防生疮，预防油漆过敏，治疗狐臭、嗜酒、嗜茶、小儿夜啼、小儿腹痛等方。其中以独蒜捣烂涂敷防生疮，尤其冻疮；以川椒捣研涂口鼻中预防油漆过敏，也是有参考价值的。

“百物，又推恩所宜及也，故列医外”（《串雅·凡例》）。走方医行至人家，若遇家中家禽家畜或是宠物、花木有病，也不免帮忙治疗。赵学敏在

《串雅外编·医外》中进行了较为详细的介绍，占了半卷篇幅有余。下分门类细致，先分医禽门、医兽门、医鳞介门、医虫门、医花木门五门。医禽门 18 条，涉及鹤、南禽（鹦哥、八哥、白鹇、锦鸡、孔雀等）、金雀、鸽、孔雀、鹦鹉、画眉、鹞子、了哥、黄头、鹌鹑、鸡等多种宠物鸟与家禽的疾病。医兽门又按动物种类划分，下分马证、牛证、羊证、猪证、猫证、狗证、猿病、鹿病、驼病 9 类。这些动物，既有家畜，又有宠物，既有大动物，又有小动物，非常丰富。所涉病证 1 ～ 18 条不等，以马、牛、骆驼这样的大动物病证居多。医鳞介门下分鱼病与龟病，鱼病 3 条，涉及经济用鱼与宠物金鱼；龟病 1 条，笼统言其治疗。医虫门下分蟋蟀病、蚕病与救蝇溺死，蟋蟀病 14 条，蚕病 3 条，救蝇溺死 1 条。小小蟋蟀都有如此多论治，正迎合了明清时期养蟋蟀的纨绔之风；而苍蝇溺死都不忍，又是内宅吃斋念佛妇人所为，走方医都能照顾到，难怪受百姓欢迎了。医花木门 26 条，涉及多种经济或观赏植物，如建兰、蔷薇、茉莉等观赏花，桃树、樱桃树、橘树等果树，以及桑树、桂树、银杏树、竹子等，还有普通树木与萝卜诸菜，也是很全面地照顾了百姓所需。

此外，走方医还能用药物制作一些生活用品，解决百姓日常所需。《串雅外编·制品·用品门》介绍了 12 种，有日用品香皂、蚊香；有用于养生的盛酒、能消百病的紫霞杯、置于枕中可养生保健的女廉丸；有家庭备用药品涂抹能消肿的五色蟾墨、涂于头顶并滴鼻能镇心明目的灌顶油；有美容相关的乌须铅梳、乌头麝香油、香身丸、香皂，洗面用的八白散；还有防灾防疫的用品，如号称随身携带或挂于门户能防盗贼的“萤火丹”、烧烟及内服辟瘟的七佛虎头丸。其中灌顶油是海外方，八白散号称是金国宫女洗面方。在人们日益注重养生、美容的今天，这些用品的制作也能给我们一些启示。例如八白散是古代的洗面方，用白丁香、白僵蚕、白附子、白牵牛、白茯苓、白蒺藜、白芷、白及八味加去皮皂角，少许大豆为末，用来洗脸。时至今日，可以参考这个配方来制作洗面奶。香身丸用丁香、藿香、零陵香、甘松、香附子、白芷、当归、桂心、槟榔、益智仁、麝香、白豆蔻做蜜丸，噙化治口臭、体臭，参考这个配方，也可以解决今日很多人的难言之隐。还有女廉丸，详细介绍了药物配制和木枕制作，参考它来制作养生药枕也是可行的。

走方医为取信百姓，还有一些小把戏、小工艺，多是借助药物来完成，赵学敏将它们作为有趣又神奇的走方医技艺，记载在《串雅外编》的最后，列为《串雅外编·药戏》，“药戏所以备其趣。皆以神妙，用而奏厥功也，因并存之”（《串雅·凡例》），共 52 条。有一些起到魔术揭秘的作用，例如木狗自走、葫芦相打之类，是用了磁铁；斟酒不溢、手帕盛酒、金杯分酒之类，是用药物对酒杯、手帕和分酒的簪子进行了处理；写字不沾纸，是预先对墨锭进行了处理；招来蝴蝶，是手上涂过拌过花蕊的蜂蜜；擦铜如银、擦锡如金，是利用了化学反应等。有一些可以作为生活小窍门，如巧洗油迹、补碗、驱蚊、驱鼠等。还有一些可以给临床以启示，例如千里鞋，用草乌、细辛、防风等分为末，掺在鞋底，能治远行脚肿；用白砂糖、白茯苓、薄荷、甘草等分为末，蜜丸噙化可远行不渴；芝麻、红枣、糯米等分为末，蜜丸弹子大，服一丸可一日不饥。

赵学敏将走方医在医人之外的技艺也公之于众，即是揭秘，防止人们上当受骗；也是普及，方便人们在生活中自行应用；更是对民间医学进行升华的传承，让后世医者从中得到启示。赵学敏用《串雅外编》过半篇幅来记载这些技艺，绝非虚笔！

（三）留心本草补《纲目》

赵学敏留心本草，著《本草纲目拾遗》对《本草纲目》以后的药学知识进行总结，补《本草纲目》之不足，在本草学方面具有较高的学术成就。

从《本草纲目》问世到赵学敏撰著《本草纲目拾遗》，期间百余年，虽不乏本草专著问世，但其内容多数仅就旧有药物进行补充和研究，或仅是编纂方法不同，收载药物多少有异。而药学是不断发展的，新药涌现，尤其民间的许多草药疗效需要收集，一些药物在进化过程中还有新品种问世。此外，从明朝中叶至清初，海外交通十分发达，由南洋及其他国家直接输入或间接取得的药物学知识，较之李时珍所处的时代也要丰富得多。这就使人们在药物学巨著《本草纲目》之外，也有必要再增修一些新的内容，对药学知识再次进行总结。

《本草纲目拾遗》作为《本草纲目》的补遗之作，主要是对《本草纲目》的药物进行增、补、正。增，指的是收载《本草纲目》未收载的药物；补，指的是补充《本草纲目》已载药物的功效等；正，是订正《本草纲目》存在的错误。增、补，如《本草纲目拾遗·凡例》中所说："是书专为拾李氏之遗而作。凡《纲目》已登者，或治疗有未备，根实有未详，仍为补之。""是录选辑之初，于目下分注'增品''补治'二字为别。凡《纲目》未载则为增，《纲目》已载治法未备则为补。庚子春，复加校订。于补治十去八九，盖常用者主治自纷。《纲目》采载亦伙，毋庸再补。惟《纲目》所收罕见之物，而主治寥寥，仍为补治不删，品类无多亦不必目下分识，故概削之。"而订正之类，除《本草纲目拾遗》卷首专列"正误"对《本草纲目》中叙述讹误或疏漏之处，如消石、硇砂、山慈菇、金锁匙、射罔、羊蹄菜叶、獐耳细辛、茵陈、鼠姑、天竺黄等34条予以正误订补，还对《本草纲目》的分类方法进行了改进，在具体药物条下对同名异物者进行辨析，对形态、主治等进行订正。

1.《纲目》未载广增录

据尚志钧、张瑞贤、金芷君等统计，《本草纲目拾遗》全书收载药物921种，其中新增716种为《本草纲目》所未载；对《本草纲目》已收药物的补订152条。如水部增收了春水、荷叶上露等24种；火部增收松柴火、荷梗火等 21 种及附药 22 种；土部增收观音粉、丹灶泥等 18 种；草部增收补订了金钱草、於术、浙贝、鸦胆子、冬虫夏草等现今常用或不常用药物 191 种及附药 37 种；藤部增收雷公藤等 25 种及附药 1 种等。笔者将各部药物合计 706 种加附药 205 种，总数应为 911 种。但所有研究文章均认为是 921 种，待考。

李时珍《本草纲目》在前人基础上新增药物为 374 种，但在相距百余年之后，赵学敏所增药物竟接近翻了一番，且为历代本草新增药物之冠，对中医药学的发展起到了推动作用。如以人参属药物为例，明以前本草中只有人参一种，至李时珍只增加了一味三七。而赵学敏在《本草纲目拾遗》中，除了记载人参和人参三七之外，又增加了竹节三七（竹节参，包括狭叶竹节参）、珠参（珠儿参）和从美国进口的西洋参，同时还谈到一味从打箭炉得来的藏三七。据《中华本草》记载，我国现有人参属药用植物有 10 种，而《本草纲目拾遗》所记载的主要品种竟达 7 种之多，可见书中所收载的人参属药用植物非常广泛，赵学敏的工作可谓周详。

新增的药物中，大多来自民间，许多已成为今天的常用药。通过扩展了对《本草纲目》已记载的药物的药用部位，以及发掘新品种，也新增了一些药物。书中还收集了一些珍贵药材、民族药及来自国外的药物。

（1）收集大量民间药物

赵学敏十分重视民间药物，认为有“简便而验”的特点，因此他在新增药物中约有 99.4% 属于民间药物，主要为植物药，绝大多数至今仍在临床应用。荆小俦、宋立人对此进行了总结。如冬虫夏草治肺肾两虚、劳嗽、膈症；鹧鸪菜“疗小儿腹中虫积”；藏红花活血化瘀，散郁开结，治疗多种瘀血病证，及温病热入营血；千年健祛风湿、壮筋骨，用治风湿痹痛；鸦胆子治冷痢（现代药理证明，鸦胆子对肠道阿米巴痢疾有良效）；臭梧桐（有明显降血压作用）治头风，白毛藤治黄疸，以及金钱草、鸡血藤、胖大海等临床常用药，都是从民间收集的药物。

书中收集了很多百姓日常接近习见、取用方便，而疗效又相当广泛的民间药物，如草棉、映山红、老鼠刺、刀豆、雁来红等。草棉的效用，包括治疗肠红、白带、砂淋、血崩、阳痿、痢疾、瘰疬、中风口眼㖞斜、疝坠、牙疼、尿血、盗汗、乳吹、痨瘵久咳、心腹痛、半身不遂等。还有很多以一般人不熟知的名称出现的药物，应该确定科属以证实推广。如遍地金钱，本书即有详细记载。又如仙桃草，是川湘边区一带医生习用的治疗跌打吐血有捷效的药物，但其他地方很少用。这些来自民间的平常草木，效用广泛，值得推广。

又如白毛夏枯草，也称雪里青，为唇形科植物筋骨草的全草，其“性寒，味苦，专清肝火”，有清热解毒、化痰止咳作用，又擅止血，当前常用于治疗呼吸道感染、肠炎、痢疾、胆道感染及疮疡等。老鹳草又为牻牛儿苗科植物牻牛儿苗或老鹳草的全草。该草药能祛风，疏经活血，健筋骨，通络脉，治损伤、痹证麻木、皮风。今多用于治疗风湿性关节炎，实验证明该药有抗菌、抗病毒作用，故也用于治疗带状疱疹、疱疹性角膜炎、肠道感染等。檵七树，是浙江、福建、江西等民间的常用草药，为金缕梅科植物檵木。《本草纲目拾遗》云：“（枝）治腹中蛔痛。”现代研究证明，该药有良好的止血作用，用于多种出血的救治。檵木的叶、根多供药用。又如法落梅，是云南草药，为伞形科植物阿坝当归的根。通常被称法罗海，民间用作行气止痛药，治疗心胃气痛、头痛、咳嗽气喘等。经药理实验，法落梅香豆素有明显的镇痛作用，其氧化前胡素有镇咳平喘作用，证实了民间的治疗经验。

有的民间药物疗效显著，具有独特的专功，为治疗某种病证的专药，如鹧鸪菜，《本草纲目拾遗》云：“疗小儿腹中虫积，食之郎下如神。”鹧鸪菜是美舌藻科植物美舌藻的藻体。最初使用于福建沿海民间，后来日本药商用来制成驱虫药，称“海人草”。药理研究证明鹧鸪菜具有显著的驱蛔作用，驱蛔率可达 80%。现有多种制剂用于治疗蛔虫病，而鸦胆子又为苦木科植物鸦胆子的果实。赵学敏云：“鸦胆子，一名苦参子，治痢、冷痢久泻。”该药味苦寒，有毒，功能清热、燥湿、杀虫，具有抗阿米巴和抗疟作用，现多用于治疗阿米巴痢疾，有较好疗效，也用于治疗疟疾。

也有一些成为治疗某些难治病证的重要药物。如雷公藤，在《本草纲目拾遗》的雷公藤条，实际上包括两种药物，其中一种“出江西者力大，土人采之毒鱼，凡蚌螺之属亦死，其性最烈”，也就是《汪连仕方》所说的震龙根，“山人呼为雷公藤”可“治风气”，这是卫矛科植物雷公藤的根，味苦辛，性凉，有毒。实验证明，该药具有免疫调节功能和抗炎作用。目前用于治疗类风湿性关节炎、强直性脊柱炎、肾小球肾炎等，都取得显著疗效，并且已提取有效成分，制成多种新制剂。自 1984 年以来，用雷公藤多种制剂对数千病例的临床观察，取得满意疗效，为治疗肾炎、类风湿等开拓新的途径。

通过现代研究，从《本草纲目拾遗》记载的民间药物中，还能够发掘出更多有价值的药物。如张水利等对《本草纲目拾遗》中记载的以金锁银开为名的草药进行考证，指出原载《百草镜》的金锁银开应为今海金沙科植物狭叶海金沙，并结合实地考察，证实了杭州滨江区及西湖山区确有狭叶海金沙分布，为杭州增添了新的药物资源。韩召会、张水利对《本草纲目拾遗》中的鲇鱼须进行考证，指出书中引汪连仕所载鲇鱼须基原为豆科龙须藤或粉叶羊蹄甲等羊蹄甲属植物。而所引《采药录》中鲇鱼须的原植物与百合科植物牛尾菜或白背牛尾菜相吻合，具有祛风除湿、活血通络、消肿镇痛等作用。其在浙江括苍山区调查发现，民间用牛尾菜（习称“摇天竹”）来治疗骨髓癌，可作为筛选抗癌的植物资源。故该药具有广泛的开发前景，值得进一步研究、开发与利用。

（2）收载民族药

民族药是我国医药学的一个重要组成部分，品类众多，资源丰富，对少数民族地区的医疗保健事业起到了重大作用。但是古代本草中对民族药一般记载较少，重视不够。而赵学敏在《本草纲目拾遗》中对民族药有一定的关注，书中介绍的藏族、蒙古族、维吾尔族及西南地区民族药物经宋立人初步统计有 30 余种，如藏药有番红花、冬虫夏草、雪鸡、藏香等；蒙药有沙米（沙蓬米）、查克木、盐蓬碱蓬等；维药有一枝蒿、雪荷花、琐琐葡萄等；西南地区少数民族用药，有金果榄、芸香草、蓝布裙、神黄豆、解晕草（吉祥草）、辟瘟草（鹅掌金星草）、苦地胆（地胆草）等。其中有些药物，在各民族之间是相互通用的。如番红花（鸢尾科植物番红花）即藏红花，蒙药称西红花。该药有活血调经、凉血清肝和止血作用。冬虫夏草（虫草菌和昆虫蝙蝠蛾复合体）在藏医、蒙医都有应用，作为滋补强身，补肾益肺药。一枝蒿产新疆，是哈萨克族、维吾尔族和蒙古族的常用药，有清热解毒、消食健胃和抗蛇毒作用。金果榄（为防已科植物金果榄或青牛胆的块根），主产于广东、广西、云南、贵州等地，是傣族、壮族、哈尼族、苗族、瑶族等民族的常用草药，用于治疗胃痛、痢疾、肠炎、扁桃体炎、咽喉肿痛等。苦地胆（为菊科植物地胆草的全草）产江西、福建、广东、广西、云南、贵州等地，为傣族、德昂族、景颇族、侗族、壮族、苗族等的常用草药，治疗外感发热、咽喉疼痛、肠炎腹泻、咳嗽等。其中不少药物，汉族民间医生及传统中医也多用。

（3）收载一部分国外药物知识与治病经验

除了收载来源于民间的药物和民族药，赵学敏还相当重视文献中有关国外的一些常用药，记述其产地、性状和功能，甚至连传闻的治法亦予注意。书中列述强水、倭硫黄、西洋参、东洋参、阿勃参、香草、臭草、西国米、阿迷酒、龙涎香、吕宋果、金鸡勒、铁树叶、拔尔撒摩、金刚纂、椴树皮、胖大海等外来药。

这些外来药中，不少为赵学敏亲眼所见，如治疗疟疾的金鸡勒（又称金鸡纳，为奎宁原植物），赵学敏也是第一位将其治疟作用载入本草书的。金鸡纳于17世纪末已传入我国。据陈可冀考证，康熙三十二年（1693），康熙皇帝患疟疾，神父洪若翰（1687年来华，1710年卒）、刘应（1687年来华，1737年卒）献金鸡纳治愈。《本草纲目拾遗·卷六·木部》金鸡勒条引查慎行《人海记》曰："西洋有一种树皮，名金鸡勒，以治疟，一服即愈。"而赵学敏本人则在嘉庆五年（1800）亲见金鸡勒，详载了它的生药形态与功效，"予宗人晋斋自粤东归，带得此物，出以相示，细枝中空，俨如去骨远志，味微辛，云能走达营卫，大约性热，专捷行气血也"。同时又记载了"澳番相传"的金鸡勒治疟与解酒作用，"治疟：澳番相传，不论何疟，用金鸡勒一钱，肉桂五分，同煎服，壮实人金鸡勒可用二钱，一服即愈""解酒煎汤下咽即醒，亦澳番传"。

我们今天常用于治疗干咳失音、咽喉燥痛的胖大海，是产于越南、印度、泰国、马来西亚等热带地区的药物，传至我国后，其药用价值为《本草纲目拾遗》首载。《本草纲目拾遗·卷七·果部》言其"出安南大洞山……土人名曰安南子，又名大洞果"，因"产至阴之地，其性纯阴，故能治六经之火"，故"治火闭痘，服之立起。并治一切热症劳伤，吐衄下血，消毒去暑，时行赤眼，风火牙痛，虫积下食，痔疮漏管，干咳无痰，骨蒸内热"，总之"三焦火症，诸疮皆效，功难尽述"。

《本草纲目拾遗》还吸取了一部分国外医药知识与治病经验，如药露的制作与使用、鼻烟用法与功效、脑髓的生理功能、疝气的解剖病理等。《本草纲目拾遗·卷一·水部》各种药露条，十分详尽地对药露进行了介绍。书中云："凡物之有质者，皆可取露，露乃物质之精华。其法始于大西洋，传入中国。大则用甑，小则用壶，皆可蒸取。其露即所蒸物之气水。物虽有五色不齐，其所取之露无不白，只以气别，不能以色别也。时医多有用药露者，取其清冽之气，可以疏瀹灵府，不似汤剂之腻滞肠膈也。”赵学敏认为药露“名品甚多”，书中仅“列其常为日用、知其主治者”，含金银露、薄荷露、玫瑰露、佛手露、香橼露、桂花露、梅露、骨皮露、桑叶露、夏枯草露等共 22 种，其中不仅有各种花露、草药露，甚至还有鸡露、米露、姜露、椒露之类，取材颇为广泛。

书中记载了各药露的来源、制法及效用，有的还有金灿然药贴、广和贴、许贴等各家药贴（药肆说明书）说明的功效。如金银露，“乃忍冬藤花蒸取。鲜花蒸者香，干花者少逊。气芬郁而味甘，能开胃宽中，解毒消火，暑月以之代茶，饲小儿无疮毒，尤能散暑。金灿然药贴云：金银露专治胎毒，及诸疮痘毒热毒。广和贴云：清火解毒，又能稀痘”。又如蔷薇露，“出大食、占城、爪哇、回回等国。番名阿剌吉。洒衣经岁，其香不歇。能疗心疾，以琉璃瓶盛之，翻摇数回，泡周上下者真，功同酴醾露。皆可以泽肌润体，去发脂腻，散胸膈郁气。又一种内地蔷薇露，系中土蔷薇花所蒸，专治温中达表，解散风邪”。梅露，“鲜绿萼初放花，采取蒸露，能解先天胎毒。六月未出痘小儿，和金银露食之，极佳。周栎元《闽小记》：海澄人蒸梅及蔷薇露，取如烧酒法，酒一壶，滴少许便芳香”。

《本草纲目拾遗》中对药露的记载，还可以印证《红楼梦》中的相关描写的真实性。《红楼梦》中贾宝玉挨打后，哭得口干舌燥，想吃酸梅汤，丫鬟袭人怕酸性收敛，使气血瘀滞，于棒疮不利，而府里自制的玫瑰卤子贾宝玉又嫌不香甜。于是贾宝玉的母亲王夫人让丫鬟彩云拿来了两瓶香露，“一碗水里只用挑一茶匙，就香的了不得呢”。袭人接过来一看，“两个玻璃小瓶，却有三寸大小，上面螺丝银盖，鹅黄笺子上写着木樨清露，那一个写着玫瑰清露”，见鹅黄笺子知道是来自宫中的物品，王夫人也叮嘱她好好保存。小说中提到的木樨清露即桂花露，玫瑰清露即玫瑰露，《本草纲目拾遗》中均有记载。桂花露“气香味微苦，明目疏肝，止口臭”，玫瑰露“气香而味淡，能和血，平肝养胃，宽胸散郁，点酒服”。与贾宝玉吃腻了的玫瑰卤子相比，外来的“清露”是蒸馏获取，有香而无色，而玫瑰卤子则是发酵而成，色香俱全。原所贤等指出，据《大清会典》载，当时的泰西即欧美各国的来使都将包括各种清露在内的药品等作为进贡宫廷的贡品，康熙皇帝玄烨则经常把这些香露药品赐给文武大臣以示恩典，足以说明当时清露价值的昂贵，而清露瓶子所贴笺子的鹅黄色正是皇帝专用的圣色。

《红楼梦》中提到的鼻烟，也可以从《本草纲目拾遗》中得到印证。《红楼梦》中贾宝玉的丫鬟晴雯感受风寒而患了“小伤寒”，服了太医院御医王济仁的汤药后，虽然“减了烧。仍是头疼”。宝玉就让丫鬟麝月取鼻烟来给晴雯嗅闻，说是痛打几个喷嚏，就痛快了。不一会儿，麝月拿来了一个盛着真正上等洋烟的金镶双扣金星玻璃的小扁盒来，上面还印有西洋珐琅的“小天使”。《本草纲目拾遗·卷二·火部》鼻烟条引《澳门纪略》载：“西洋出鼻烟，上品曰飞烟。稍次则呈鸭头绿色，厥味微酸，谓之豆烟，红者为下。”鼻烟是一种烟草制品，是在质地优良的烟叶中，选择富有油分和香味的晒烟叶，掺入名贵的药材磨成粉末后制成的。赵学敏指出鼻烟有“通关窍，治惊风，明目，定头痛，辟疫尤验”的药理作用。书中还引用《常中丞笔记》中的疗疾祛病的具体方法说：“或冒风寒，或受秽气，以少许引之使喷嚏。则邪秽疏散，积瘀亦解。”《红楼梦》中详细描写了晴雯用药的方法：她用指甲挑了些鼻烟末，轻轻地嗅入鼻腔中。只觉一股酸辣直透囟门。晴雯接连打了五六个喷嚏，“眼泪鼻涕登时齐流”，果然头痛鼻塞痛快了许多。这种用药方法与《本草纲目拾遗》中所记载的相同。

除了药露、鼻烟等来源西方的药物的制法与用法，《本草纲目拾遗》还吸收了一些西方医学知识。如《本草纲目拾遗·卷五·草部下》香草条下，引泰西石氏本草（石振铎《本草补》）“不特除头外之病，并裨头之内司，盖人之记舍在脑故也”，将脑髓的生理功能介绍过来。《本草纲目拾遗·卷六·木部》椴树皮条，亦引《本草补》“幼儿患疝，由于胎中得者，此因皮开裂，肠入肾囊，疼痛难忍，亦能戕命”，介绍了疝气的解剖病理。

此外，当时烟草已经对我国产生了较大的影响，《本草纲目拾遗·卷二·火部》列有烟草相关的烟草火、烟梗、烟叶、烟杆、烟筒中水、烟筒头中煤、鼻烟、水烟、鸦片烟等数条。其中，烟草火条下附有一个其亲眼所见的，吸烟导致支气管炎的病例，而戒烟后获得康复的病历，据傅维康言为医学史上最早见载。赵学敏还在病历后指出了烟草对人的危害：“耗肺损血，世多阴受其祸而不觉，因笔于此以告知医者。”

《本草纲目拾遗》也为我们了解西医药传入中国的初期情形提供了丰富的资料。张子高、荆小倚等对此进行了研究。例如，卷一水部所载的鼻冲水“出西洋，舶上带来，不知其制……番舶贮以玻璃瓶，紧塞其口，勿使泄气，则药力不减，气甚辛烈，触人脑，非有病不可嗅……治外感风寒等症，嗅之大能发汗”；刀创水“出西洋，不知何物合成，番舶带来，粤澳门市之。治金创，以此水涂伤口，即敛合如故”；日精油“泰西所制……治一切刀枪木石及马踢犬咬等伤，止痛敛口，大有奇效”。刀创水当是碘酒；鼻冲水，据云由树脂或草汁合地溲露晒制成，嗅之发汗治头风，为氨水（1870 年《化学初阶》还有氨水通窍但久嗅伤鼻的记载）。卷二石部所载奇功石，据云能催产、治疟、解热、治胃痛等，当即是奎宁的粗制品；而卷六木部所载金鸡勒则是未制的原植物。从上述几味药的介绍来推测，可知当时的西药也是很粗糙的。李时珍时代的外来药材，限于南洋一带，远至印度而已；赵学敏时代则已到达欧洲乃至美洲。如卷八诸蔬部介绍的辣茄，即辣椒，引范咸《台湾府志》指出其传自荷兰。而卷六木部的拔尔撒摩，引自南怀仁《坤舆图说》，是出自白露国的一种能产香脂的树，其香脂可入药，今人考证为秘鲁香胶。书中一再提及澳番带来及海舶带来云云，说明当时西医药是经过葡萄牙人传入的。书中还有一条记述舶医秘其药方不售的故事，如“陈良士云：在澳门见倭夷用（龙涎香）合舶硫及他药作种子丸，云汉时术士和丹用此。倭夷皆有其方，秘不传中国”。可见当时西医药的效验也颇受一部分人的重视。

《本草纲目拾遗》还保留了当时最早介绍西洋药物部分内容的书籍之一《本草补》的原貌。据甄雪燕等考证，墨西哥传教士石铎王录（字振铎，原名 Petrus Pinuela O.F.M,）据“见闻所及”撰《本草补》（1697 年）。此书散失多年，今从法国巴黎国家图书馆复制其康熙刻本回归。该书载药 13 种（8 种外来药），附 3 类疾病单方 9 首。各药主要介绍产地、形态、主治疾病及用药法，不涉及中医用药理论，偶或可见西洋医理及治疗技术。该书内容单薄，用药法原始，未能反映当时西洋药物学的实际水平。其书引南怀仁《吸毒石原由用法》（约 1688 年），此二书当为最早介绍西洋药物部分内容的一类书籍。经比较，凡《本草补》中的外来药，赵学敏基本照录。其中，香草、臭草、日精油 3 药全引，吕宋果、椴树皮、保心石、吸毒石、避惊风石 5 药绝大部分内容被引录。中国亦产的 5 味药中，赵学敏只引了其中蒌叶的主治与用法内容。其余 4 种国产药则未录。这说明精通药学的赵学敏没有放过任何一味具有新意的药物。赵学敏引用的《本草补》竟然有超出原书的内容。例如，赵学敏引有《本草补》的“奇功石”，原书却未见。该条的行文风格确实同乎《本草补》。但从刘凝序和目录中的明确介绍，都不曾涉及这味药。此外，在避惊风石下，赵学敏所引又多出一方：“治急慢惊风，一切天钓尸疰。”经核查，法国藏的《本草补》可以确信是清康熙间的原版。检视原书，也无脱页，因此，“奇功石”有可能是赵学敏误引，或者赵学敏见过增补了“奇功石”的版本。从法国藏的《本草补》的页数比《竹崦庵传钞书目》著录的页数少 8 页来看，后一种可能性也确有可能存在。赵学敏对《本草补》的引录中，只有一处进行了形态来源研究，此可见于《本草纲目拾遗·卷五·草部下》香草条："敏按：以上所说，皆出泰西《石氏本草》。核其形状功用，则似今人所名奶孩儿草近是。但奶孩儿草正名奶酣草，见霜即萎，并非经冬不凋。入春子种，其宿根亦不发，亦罕有尺许虬曲之枝干，或泰西地暖土肥，如粤中之茄，可以经冬成树，或又别有一种木本者，姑存其说以俟考。"由此例可见，《本草补》由于记载的形态欠准确，抑或因地远而形态迥异，故其中的外来药大多很难考订其品种。也正因为如此，《本草补》虽很快被转载于主流本草，但它的药物对中国此后的医药发展并没有发挥应有的作用。

《本草纲目拾遗》记载的这些国外药物知识及治病经验，反映了当时中西医药交流的一个侧面。赵学敏锐意搜求国外流传应用的药物，为我国人民的医疗保健服务，这在本草著作中显得相当突出，可以说赵学敏是注重医药文化对外交流的一位医药学家。张子高等高度评价说，在前清乾嘉年间，留心西方药物者应以赵学敏为最。

（4）收载珍奇药物

《本草纲目拾遗》增补药物的宗旨首先是"取其便""珍贵罕见之物奚取焉"，从而为药物的取用和普及提供便利。当然，所谓便利，也是以当时的社会情况而言，如冬虫夏草时至今日已是珍贵的药材了。不过，书中也仍然保留了一些当时的珍奇药物，以广见闻。如《本草纲目拾遗·凡例》所说："然以天地间瑰奇神异，何所蔑有，倘遇其物而莫能名，何如备其说之犹可考也。载之以助博物者用。"

书中收载的珍奇药物有起蛟水、木心石、石镼、犴血、龙泄等。起蛟水载于卷一水部，与传说能发洪水的蛟龙有关，是蛟初起时土中冲出的如泉清水，被认为有强壮及除尸鬼之功，性升能直透巅顶。木心石载于卷二石部，是生于古木中白色球形的石质物，书中引《书影丛说》神灵托梦教孝子寻木心石救母的故事，认为其可治心痛。赵学敏按语以五行、太极之理来解释，认为它的形成和松脂、柏脂成为琥珀、玛瑙是一个道理，是古木因风不能散、火不得泄，而脂液凝聚，至精者久则变为石。木心石为木之太极，而心为人身之太极，故能合同而化治心疾。石镭载于卷九禽部，乃大鹏之精堕于石上而成，能壮阳、令人有子，赵学敏按语认为乃慎恤胶一类。犴血载于卷九兽部，为传说中的天上星宿井木犴降临人间，士人以箭镞射之，犴离去后遗留箭镞上所留血块，可"治一切阴疽发背，一切大毒""痈疽必死之症，无药可救者"。龙泄为赵学敏听人言所见之物，不知是龙涎、龙血、龙精或龙溺，性质特殊，据说能暖妇人子宫，治男子下元虚冷，入房术中用。这些珍奇药物大多与传说、神灵或通神的动物有关，临床很难用到，书中收载的也很少。

书中记载的珍奇药物，也有时至今日被发现具有现实意义的。例如傅再希指出，卷二石部所载的石脑油，即石油，当时多少带有珍异性，人们对张华《博物志》和沈括《梦溪笔谈》等书的记载未必不会怀疑，而《本草纲目拾遗》不但详载其治疗功用，并记录了一些产地，还指出四川富顺的火井是石油一类的东西，并批判了《洋考》将其错认为树津的错误，为后人提供了很多资料。

（5）发掘《本草纲目》药物新品种

《本草纲目拾遗》针对《本草纲目》已载但"所收未全"的药物进行了补充，发掘相关的新品种。多数的是发掘同一药物的不同药用部位入药。如人参，《本草纲目》对人参的记载已十分丰富，但只有根和芦，赵学敏将其扩展到参条、参须、参叶、参子，如今这些部位都已入药使用。再如枫果，即路路通，"《纲目》枫脂香载其木皮，不及其实之用，今补之"（《本草纲目拾遗·卷六·木部》枫果条）。路路通如今已成为临床常用药。再如《本草纲目拾遗·卷六·木部》中的桂耳、樟皮、丁香油等条，均是扩充《本草纲目》所载药物的药用部位而来。如桂耳条指出："《纲目》分桂为五种……至于桂耳，则各桂皆有之，性亦略同，《纲目》皆不载，悉为补之。”樟皮条指出：“《纲目》有樟材、樟脑、樟节，而皮与子皆不及焉。今山人率以皮子治病有效，因急补之。”丁香油条指出：“《纲目》于丁香下附丁皮及根枝不及油，或其时尚未有，即有亦未行入中土也。”

此外，又有随着人们对药物的认识增加，以及实践应用发现的新品种，也被收载进来。如诸笋，“《纲目》竹入苞木类，以笋附菜部，所载亦只苦竹、篁竹、淡竹、冬竹诸笋，且于义类多未详尽。不知春冬所出，性皆各别，鲜干诸品，味亦迥殊，则入经络主治，自不能合一”（《本草纲目拾遗·卷八·诸蔬部》诸笋条）。因而补充春笋、毛笋、鞭笋、冬笋、青笋等多个品种，并附青笋干、盐笋干、衢笋干、羊尾笋干、处笋片、绿笋片等多种相关之品。又如茶菊等，“茶菊较家菊朵不多心，有黄、白二色。杭州钱塘所属良渚桧莽地方，乡人多种菊为业，秋十月采取花，挑入城市以售……常中丞安宦游笔记，凤凰山产菊花，不甚大，蒂紫味甘，取以点茶绝佳。又浙省城头一带产菊，名城头菊，皆生城上石缝中，至秋开花，花小于茶菊，香气沁腹，点茶更佳，此则茶菊之野生者，味性不同。临安山中所产一种野菊，名金铃菊，花小如豆，与城头菊仿佛，山人多采入药铺作野菊花用，实与野菊又不同，野菊食之泻人，而铃菊又不作泻；野菊瓣疏，此则旁瓣密为别也。濒湖《纲目》菊分家、野，而此数种独未言及。今杭俗以茶菊作饷遗客，为用最广，予故不惜覼缕言之，兼补濒湖所未备焉”（《本草纲目拾遗·卷七·花部》茶菊条）。

又有随着物种进化，“物生既久，则种类愈繁”，会产生新品种，甚至是新的道地药材。《本草纲目拾遗》重视这样的新品种，予以收录。如《本草纲目拾遗·小序》中指出：“如石斛一也，今产霍山者则形小而味甘。白术一也，今出於潜者则根斑而力大。此皆近所变产，此而不书，过时罔识。”宋捷民认为这是赵学敏较达尔文更早观察并提出物种会发生演变的例证。

（6）一些药物成为常用药

赵学敏新收录的药物里，有一部分在人们的实践中，因为功效显著，成为常用药。如清初才开始使用的补气益肺药党参，著名的滋养保健药海参、燕窝，能补肾益肺的贵重中药冬虫夏草，能“生血、和血、补血、破血、通七孔、走五脏、宣筋络”的鸡血藤胶，能清热解毒的万年青等。现在常用的西洋参、金果榄、鸦胆子、千年健、金莲花、胖大海、建神曲等，也都是赵学敏最早载入本草的。金钱草则是现存本草中最早由赵学敏记载的。此外，《本草纲目》仅作为附药的千里光，赵学敏强调其是外科圣药，并附以俗谚“有人识得千里光，全家一世不生疮”，使之得到认可，推广了应用。

但也有一些赵学敏时期较为多见的药物，目前由于生态失衡，以致资源破坏，品种产量逐渐减少，甚至渐趋消失。宋立人指出，如赵学敏推崇的白术优良品种，浙江“野生於术”，目前市场已不易多得。又如普贤线，也称搁仙绳，为石松科植物马尾石松，原是峨眉山著名草药，有祛风止痛作用。如《本草纲目拾遗》云：“治胃脘心气疼痛，煎服，濒死者皆效。”对类风湿性关节炎、肥大性脊柱炎、跌打扭伤等也有较好疗效。但因采挖过度，已濒临绝灭，现在四川地区很少见到，广西尚有。

2.《纲目》已载补不足

《本草纲目拾遗》补充了《本草纲目》中已收载药物的不足。如药物形态习性、功效主治、炮制、禁忌等缺略，并对《本草纲目》存疑内容进行考证补充。

（1）考证《本草纲目》药物形态与习性

《本草纲目》中有些药物未记载形态，《本草纲目拾遗》加以考证。如透骨草，“《纲目》有名未用下附透骨草，亦未详其形状。据其所引治病诸用，乃凤仙草也。盖凤仙亦有透骨草之名，与此迥别”（卷四草部中透骨草条）。在《本草纲目拾遗·正误》中亦指出，凤仙花一名透骨草，以其性利能软坚，故有此名。《纲目》有名未用，濒湖引《集效》《经验》诸方载其主治而遗其形状。

《本草纲目》中对动物性药物描写不完全或缺略的习性，也是《本草纲目拾遗》内容。如《本草纲目拾遗·正误》指出：“鹖鴠十月毛落，而寒号忍冻，冬聚柏实食之，又自食其遗，遗而复食，故其矢为五灵脂。此东壁所未详者。”

（2）补充功效主治内容

药物的功能主治，是在医疗实践中被逐步认识和掌握的，随着历史进程，不断促进本草学术的深入发展。在前人本草中有些功能主治往往非常简单，很不完备；有的医方文史已有记述，而本草失收；有的古代未详，而后世盛行。《本草纲目拾遗》编纂过程中，曾做了大量补充药物功能主治的工作，并注“补治”字样。但后期又考虑到“常用者主治自纷”“《纲目》采载亦伙，毋庸再补”，因而“于补治十去八九”，保留的部分是“《纲目》所收罕用之物，而主治寥寥”，则“仍为补治不删”，而“补治”二字，因为“品类无多亦不必目下分识”“故概削之”。例如，《本草纲目拾遗·卷三·草部上》的金钱草，“《纲目》有积雪草即此，但所引诸书，主治亦小异，故仍为补之”。

据宋立人统计，赵学敏在《本草纲目拾遗》中，对《本草纲目》功能主治有未备者补充了161种药物。如荔枝草在《本草纲目》列于“有名未用”一类，只载“蛇咬犬伤方”，未及其他，《本草纲目拾遗》则补充了“性凉，凉血”“止崩漏，散一切痈毒”，治小儿疳积、喉痛或生乳蛾等，是清热解毒的要药。又如苦草（为水鳖科水鳖），《本草纲目》列于水草类，主治白带异常及好嗜干茶、面黄无力。《本草纲目拾遗》依《本草逢原》补充："苦温无毒，香窜，入足厥阴肝经。理气中之血，产后煎服，能逐恶露。但味苦伐胃，气窜伤脑，膏粱柔脆者服之，减食作泻，过服则晚年多患头风。昔人畏多产育，以苗子三钱，经行后曲淋酒服，则不受妊。伤血之性可知。"说明了苦草的药性、功能主治、毒副作用及抗生育的作用，十分详尽。

又如，《本草纲目拾遗·卷三·草部上》抚芎条指出："芎䓖有数种，蜀产曰川芎，秦产曰西芎，江西为抚芎。《纲目》取川芎列名，而西芎、抚芎仅于注中一见，亦不分其功用。盖芎䓖以蜀产为上，味辛而甘，他产气味辛烈，远不逮矣。殊不知西芎与川芎，性不甚远，俱为血中理气之药。第西产不及川产者力厚而功大。至抚芎则性专于开郁上升，迥然不同，故石顽于川芎下另立抚芎一条，以明不可混，今从之。"弥补了《本草纲目》对抚芎仅载名而不载功用的缺憾。

《本草纲目拾遗·卷六·木部》柽柳条指出："《纲目》柽柳下云，其枝叶消痞，解酒毒，利小便，不及治痧瘄之用。"并附相关药论、附方。如今柽柳的透疹作用已得到广泛的认可，赵学敏功不可没。

又如藤黄，《本草纲目》只言其主治点蛀牙自落，而《本草纲目拾遗·卷七·藤部》藤黄条指出其在外科有广泛的主治功效，并附20余个外科效方，可谓考证翔实，对藤黄的推广应用做出了很大贡献。

（3）补充炮制内容

药物炮制能够改变药性。如《本草纲目拾遗·正误》中指出："凡药有天生，有人造。濒湖《纲目》遇有人功制造者，辄备其法，亦可云博采无遗矣。独于草乌条附射罔，既列其主治之用，而不备其制造之法。仅于集解下引《大明》一说，又不详细。予因考而补之，以全濒湖之苦心也。"于是，他根据《白猿经》记载的炮制法，对其进行了详细的补充。

某些药物《纲目》中已有炮制记载，而赵学敏又收集到其他方法，也予以补充。如《本草纲目拾遗·卷五·草部下》仙半夏条，在描述了仙半夏的炮制法后指出："《纲目》半夏条附方载法制半夏，其制法与此不同。"

（4）补充药物副作用及用药注意事项

对于《本草纲目》失载的某些药物的副作用，《本草纲目拾遗》予以增补。如南瓜，"《纲目》南瓜主治，只言补中益气而已，至于子食之脱发，今人以为蔬，多食反壅气滞膈，昔人皆未知也"（卷八诸蔬部南瓜蒂条）。

《本草纲目拾遗》还对一些药物用之不当，不能起到应有效果，或者存在用药禁忌的情况加以增补说明。如卷九兽部猫胞衣条，指出"濒湖《纲目》猫下，虽附胞衣，惟引杨氏经验方治反胃吐食，烧灰入朱砂服，其他概未之及焉。且取之有法，食之有忌，均为补之"，补充了取猫胞衣之法，并指出"忌烧酒"。

（5）考证《本草纲目》存疑内容

在李时珍引录前代医书或同时代经验方时，对一些不清楚的内容常以存疑形式收载。赵学敏则据己所知予以补充。如《本草纲目拾遗·正误》："羊蹄菜叶，能杀胡夷鱼、鲑鱼、檀胡鱼毒。濒湖注云：'胡夷、鲑鱼皆河豚名，檀胡未详。'敏按：檀胡即'弹涂'二字之讹也。弹涂乃跳鱼，余姚、宁波皆有之，沿海沙涂上甚多，形如土附，有刺能螫人。闽中及宁人皆呼为弹涂，有中其毒者，羊蹄叶可解之。"

3.《纲目》分类予改进

《本草纲目》在药物分类上取得了很大成就，改变了原有上、中、下三品分类法，采取了"析族区类，振纲分目"的科学分类。据丁艳蕊总结，共 16 部，60 类，部类鲜明，将药物网织罗列，振纲分目。16 部以水而始，依次为火、土、金石、草、谷、菜、果、木、服器、虫、鳞、介、禽、兽，以人而终。其排列方式蕴含着从无机到有机、从微至巨、从廉至贵的科学内涵。在旧本草分类的基础上增加了四部：水、火、土、服器；将虫鱼一部分拆成为三部，即虫、鳞、介；拆除一部“有名未用”；更改名称二部，“玉石”改为“金石”，“米谷”改为“谷”。“六十类”设在“十六部”为纲的基础上，下分“六十类”为目。即水部2类，火部1类，土部1类，金石部4类，草部10类，谷部4类，菜部5类，果部6类，木部6类，服器部2类，虫部3类，鳞部4类，介部2类，禽部4类，兽部5类，人部1类。而每一类药物的编排又按其相似的属性、外形、药用部位、用途及亲缘关系相组合。如草部有山草、芳草、隰草、毒草、蔓草、水草、石草、苔草、杂草等10类，多以植物的生长环境而排；谷部有麦稻、稷粟、菽豆、造酿等4类，多以使用部位（种粒）及加工方法而列；鳞部的龙、蛇、鱼、无鳞鱼类等则按动物的形态特点及生存环境等排列；金石部的金、玉、石、卤石类则以内在化学性质相近而列。这种排列方式，不仅反映了李时珍“物以类从，目随纲举”的科学方法，而且为世界动物学、矿物学、植物学等分类法开了先河，成为后世分类思想的知识源泉。

《本草纲目拾遗》一书，大致遵循《本草纲目》分类体例，但分金石部为金部、石部，又增藤部、花部，删去人部。全书分水、火、土、金、石、草、木、藤、花、果、谷、蔬、器用、禽、兽、鳞、介、虫共18部。因“成书既简，一切繁例从芟”，部内未再分类，亦无如《本草纲目》各条之下分“释名集解”“发明”“修治”等。

从药物分类次序而言，《本草纲目拾遗》前半部分沿袭《本草纲目》体例，依次为水部、火部、土部、金部、石部、草部；后半部略有调整，《本草纲目》为谷部、菜部、果部、木部、服器部、虫部、鳞部、介部、禽部、兽部、人部，而《本草纲目拾遗》则为木部、藤部、花部、果部、诸谷部、诸蔬部、器用部、禽部、兽部、鳞部、介部、虫部。从进化角度来看，这种排列不如《本草纲目》科学，但从实用角度来看，可能更为民众接受。

《本草纲目》中无藤部，以藤归蔓类。赵学敏指出，藤为木本，蔓为草本，不容牵混，故另分出藤部。其在《本草纲目拾遗·凡例》中阐述理由说："纲目无藤部，以藤归蔓类。不知木本为藤，草本为蔓，不容牵混，兹则另分藤蔓部。"藤部所列药物包括现在常用的鸡血藤、雷公藤、藤黄等。

《本草纲目拾遗》新增花部，载梅花、水仙花、玫瑰花、玉兰花、丁香花、秋海棠等。《本草纲目拾遗·凡例》说："《纲目》无花部，以花附于各种本条，然其中有录其根叶反弃其花者，或仅入其花名，又无主治者。因为另立花部，其枝梗有补遗者，亦附其后。如梅花附梅梗之类，可以例推。"

《本草纲目》中有人部，赵学敏则认为"以人疗人"不足取，故特删之。"人部《纲目》收载不少，如爪甲代刀，天灵杀鬼，言之详矣。兹求其遗，必于隐怪残贼中搜罗之。非云济世，实以启奸。夫杀物救人，尚干天怒。况用人以疗人乎？故有谓童脑可以生势，交骨可以迷魂，直罗刹修罗道耳。噫！孙思邈且自误矣，老神仙吾何取哉？今特删之，而附其所删之意于此"。

4.《纲目》有误则纠正

对《本草纲目》的错误进行修正，是《本草纲目拾遗》的一大内容。书中在药物正文卷前以近一卷的篇幅专门列"正误"共34条，对消石、硇砂、山慈菇、金锁匙、射罔、羊蹄菜叶、獐耳细辛、茵陈、鼠姑、天竺黄等数十味药，指出《本草纲目》叙述讹误或疏漏之处，予以正误订补。

（1）纠正误分、误合现象

《本草纲目拾遗·凡例》中指出："《纲目》有误分者、有误合者，如草部既列鸭跖草专条，何于杂草内又列耳环草？岂以其碧蝉儿花之名误分也。不知碧蝉花即鸭跖草。又于长生草下附红茂草，引《庚辛玉册》之通泉草乃蒲公英之别名。似此舛棼，不胜指数。至于贝母不分川象，大枣不分南北，以致功用相歧，传误匪浅，则悉为补正其缺。"又如《本草纲目拾遗・正误》中指出："濒湖作《纲目》，于各条下，有《本经》者，先引《本经》，次列他书。而土部石碱一条，列作补遗。不知《神农本经》卤碱有专条，而不列入。据《本经逢原》云：卤碱即石碱也。"再如陆英即蒴藋，"濒湖《纲目》分陆英、蒴藋为二，于陆英集解下之陶苏本草、甄权《药性论》，皆言陆英即蒴藋。必有所据，又不引入，何耶"？此外，《本草纲目拾遗・正误》指出鼠姑与牡丹为一物，不应作为丹皮附录；隰草内载三白草与菜部所列翻白草为一物等，都属于纠正《本草纲目》的误分。

而误合的，如金鱼。《本草纲目拾遗・卷十・鳞部》金鱼条："《纲目》金鱼条云：主治痢，而所用乃金丝鲤鱼。按：金鱼虽有鲤、鲫、鲦诸种，殊不知鲤鱼中一种红鲤，名金鲤，鲫鱼中一种红鲫，名金鲫，皆有金鱼之名，与此全别，而东璧合为一则误矣……《纲目》本条气味下：甘平无毒，此指红鲤而言，并非今之金鱼也。"

（2）指出体例的不统一

《本草纲目》中有体例不统一处，赵学敏亦予以指出。如《本草纲目拾遗・凡例》指出："若土当归乃荷包牡丹之根，而无释名集解。铁线草、金丝草有集解而不言形状。水仙花、甘锅泥非难得之物，而气味不载。既列修治，而诸石中独罕见其法。既无主治，则不应入药，而海獭猾髓并录不遗。寻常之味，每多发明；珍贵之伦，未获一解。"又如《本草纲目拾遗・正误》中指出："《纲目》石龙刍下，附败席，灯心草下附灯烬。一有主治，一无主治，岂以败席难列服器一门，而烬可入火部乎？未免不一例矣。"

（3）指出药物记载混淆

《本草纲目拾遗》还常指出《本草纲目》中药物辨认的错误。如《本草纲目拾遗・正误》指出："草药有金锁匙，俗称金锁银开，乃藤本蔓延之草也。土人取以疗喉症极验。又名马蹄草，非马蹄细辛也；马蹄细辛即杜衡。

濒湖于杜衡条后附方，引《急救方》中金锁匙，认为杜衡，误矣。”又如蘘荷，“东璧谓即《上林》猼且，而不知猼且乃芭蕉之转声也。方以智《物理小识》，蘘荷似蕉而小，又似芦稷，三月开红花，夏结绿刺，房内有黑子，其根似姜可葅，蛇不喜此，故又治蛊”。再如朴消、消石这“二消”，引张石顽之说，指出《本经》所言后人互错，《本草纲目》沿其误当改。还有，《本草纲目拾遗·卷四·草部中》水杨梅条指出：“《纲目》有水杨梅，云其实类椒，乃地椒，是别一种。”透骨草条指出：“《珍异药品》云：形如牛膝。《纲目》有名未用下附透骨草，亦未详其形状，据其所引治病诸用，乃凤仙草也。”

（4）指出形态记载失误

如《本草纲目拾遗·正误》对及已的记载，“吾杭西湖岳坟后山，生一种草，高三四寸，一茎直上，顶生四叶，隙著白花，与细辛无二，土人呼为四叶莲。按：此即《纲目》所载獐耳细辛，乃及已也。”濒湖于及已条下载其形状云：“先开白花，后方生叶，只三片，皆误。”再如半天河水，赵学敏指出：“扁鹊饮上池之水，即半天河水也，雨也。《纲目》必以树臼中水当之。误矣。”《本草纲目拾遗·卷五·草部下》九龙草条则指出：“《纲目》九龙草仅于杂草内附见，而所引杨清叟外科方一条，述其苗叶，尚是此草。至云生红子如杨梅，则误矣。”

（5）指出主治禁忌的记载失误

赵学敏还指出《本草纲目》中主治禁忌的记载。如《本草纲目拾遗·卷九·禽部》鹅毛条，按语中指出李时珍认为白鹅疏风之说为大误，但根据《本经逢原》纯白鹅毛及一些部位煅灰存性可“和风药用之，为风药之向导”之说，言“疏风之功，亦不可尽诬”。又如《本草纲目拾遗·正误》指出，南瓜非《本草纲目》所言令人气壅，而是有补益功效。其云：“《纲目》即云（南瓜）多食发脚气黄疸，不可同羊肉食，令人气壅，其性滞气助湿可知，何又言补中益气耶？前后不相应如此……南瓜本补气，即与羊肉同食，脾健者何碍。惟不宜于脾虚之人，如今人服人参亦有虚不受补者。大凡味之能补人者独甘，色之能补人者多黄。南瓜色黄味甘，得中央土气厚，能峻补元气，不得以贱而忽之。"并附自己亲身经历，食用南瓜不但没有壅气，而是"开胃健脾""则其补益之力，又可知矣，何壅之有！"

（6）指出《纲目》某些"不入药用"的错误

有些药物在《本草纲目》中被指为"不入药用"。如松化石，"濒湖石部不灰木后附松石云：松久所化，不入药用，殆未深悉其奥妙耳"。《本草纲目拾遗·卷二·石部》松化石条指出，松化石可治相思症。再如梅花，《本草纲目拾遗·卷七·花部》梅花条："《纲目》载梅花无治法，只言点汤煮粥助雅而致而已……殆不亦知梅花之用，入药最广，而功效亦最大。"又如食茱萸，《本草纲目》认为"惟可食用"，《本草纲目拾遗·正误》引《本经逢原》之论，及刘云密之案，指出食茱萸的诸多主治功效，不应以"食"字而拘泥不作药用。

5. 不乏启示临床处

《本草纲目拾遗》中记载的药物功效，能够启示临床实践。通过分析、考证，往往能够为治疗某种疾病提供新线索，或者为一些药物找到新的用途，对临床大有裨益。

例如中医治疗肿瘤，常用到一些专药，这些药物常常来源于民间草药，治疗某类肿瘤常有奇效，因此发掘这样的药物很有必要。中医学类似于肿瘤这类疾病的记载或描述，往往包括在噎膈、反胃（胃反、翻胃）、癥瘕、结聚（积聚）、痰瘤、乳岩（乳核）等病证之中。《本草纲目拾遗》中大约收载有30种治疗这类疾病的植物药，其中石打穿、沙米、土贝母、土人参、神仙对座草、桑叶滋、雷公藤、土茜草、望江青、松萝等10种，已可初步考证出原植物种类；除桑叶与松萝外均是《本草纲目》未载者。据万金荣考证，石打穿为蔷薇科植物龙芽草，可治疗“噎膈翻胃”；沙米为黎科植物沙蓬米，种子可“治噎膈反胃”；土贝母为葫芦科植物土贝母，块茎可“治乳岩”；土人参为伞形科植物明党参，根可治“反胃噎膈”；神仙对座草为报春花科植物过路黄，全草可“治反胃噎膈”；桑叶滋为桑叶的汁，可“消瘿瘤”；雷公藤为蓼科植物扛板归，全草可“治翻胃噎膈”；土茜草与茜草科植物茜草相似，根及根茎可治“癥瘕”；望江青为唇形科植物光叶水苏，其根或全草可治“乳痈乳核”；松萝为松萝科植物长松萝，丝状体可治“瘿瘤结聚”，松萝茶可“治五瘿”。这为肿瘤的中医治疗提供了新的线索。

又如，万金荣整理和考证了《本草纲目拾遗》中22种植物类美容药物，并对它们的作用进行了分类。松萝茶、柳椹、落花生、椰中酒有乌须发作用；野蔷薇、龙眼核可治斑秃、生发；紫茉莉、玉簪花可去痣；川槿皮、紫茉莉可去粉刺；竹精、土贝母、紫茉莉可去雀斑、汗斑；水仙花、仙人冻、鬼香油、秋海棠、蔷薇露、佛桑花、无漏果、石耳可去黝黗、泽颜色、驻容等；丁香油、桂花露、刀豆壳可除口臭；无根草可治狐臭。

此外，从《本草纲目拾遗》中还能挖掘一些兽医方药。如冯洪钱整理书中计有兽医本草4种（南连、桃竹荀、白铜矿、钱花）、饲料本草7种（蘙草、沙葱、蒲桃树、榕树子、甘薯、穞豆、麻虫）、毒物本草3种（金刚纂、水马、醉虎）、兽病本草3种（羊哀、驴龙、保心石）等，共17种，对畜牧兽医有一定参考价值。

另一方面，通过考证也可发掘药物的新用途。如徐治国发现凤眼草之名出《本草纲目》，为樗荚（臭椿果实），而《本草纲目拾遗》卷三草部上重出凤眼草，考证其为大戟科一年生草本植物铁苋菜。其指出过去人们只知铁苋菜有清热利湿、解毒止血之功，用于痢疾、泄泻、疮痈、吐血、尿血、崩漏、创伤出血等，而《本草纲目拾遗》记载其活血祛风，治一切风痹，还附有治疗干血痨、经闭、遗精白浊与疟疾的处方，为今后研究铁苋菜的新用途提供了宝贵线索。

6. 亦有微瑕不掩瑜

《本草纲目拾遗》也并非完美之作，亦有记载失实之处。最典型的是将蓼科植物贯叶蓼（扛板归）错认其为“雷公藤”。鸦胆子为常绿小乔木，归于草部亦属失误。经今人考证，又发现一些错载之处。

如徐治国考证指出，《本草纲目拾遗》卷七花部错载建兰叶的功用。兰花（建兰）和兰草（佩兰）在古代即有混淆，李时珍已将兰草（佩兰）、泽兰、兰花三者原植物与相应医疗用途辨析得非常详明，并纠正了寇宗奭《本草衍义》与朱丹溪《本草衍义补遗》将兰花（建兰）误认作兰草的错误，但赵学敏仍引用了朱丹溪的上述错误记载，而所引《本草汇》将兰花（建兰）叶作《黄帝内经》《本草经》的兰草（佩兰），及其对经文的阐释更足证其讹之甚。兰草（佩兰）叶仗其芳香而能化湿、和中、解表，而兰花（建兰）叶全无香气，不能有以上功用。

又如陈修源考证《本草纲目拾遗》卷四草部中之六月霜，并非赵学敏所认为的曲节草，应为今药材南刘寄奴，即菊科植物奇蒿。赵学敏误认的原因，是《本草纲目》曲节草条，除照搬宋·苏颂《图经》所载曲节草之内容，只补充其又名六月霜，而于集解、气味、主治诸项并没有增加新的内容。李时珍分析《图经》曲节草的几个别名，认为“此草性寒”，所以会有绿豆青、六月冷的别称，因而错以为当时有一种叫“六月霜”的草药就是曲节草。由于一直未曾采访到这味药，所以无法对其进行描述，补充有关新的内容。所附“曲节草（六月霜）图”，只好仿照《图经》“筠州曲节草图”而制，把花绘成似前图“刘寄奴图”之花，去掉明显的节，从而导致赵学敏确认六月霜即曲节草。

书中还存在重复收载的情况。有的可能是误编。如《本草纲目拾遗》卷七雪荷花后附雪里花，与草部雪里开附雪里花内容重复。有些则是由于对药物认识不足，将同一种药物误认为两种。如陈修源等考证《本草纲目拾遗》卷四草部中之黄麻叶并非《中药大辞典》(1977 年）所认为的椴树科植物黄麻，应是今大戟科植物铁苋菜，又名野黄麻，一名血见愁，为血证要药，福建又称山黄麻，广东称为麻子草；故本书黄麻叶与凤眼草为同一植物，属于重复收载。不过，有的重复收载情况，在赵学敏后期修订过程中也通过按语指出，如卷五草部下金鸡独立草，赵学敏按语指出“此即翠羽草，宜并”。

由于对药物的认识不足，一些前人本草已经收载的药物，被以另一种药名收录。如华青考证《本草纲目拾遗》卷三草部上之南连为酸模，并指出酸模之名首见于《本草经集注》,《百草镜》的记载与此相似，惟更细致，而赵学敏囿于土黄连之名，加之没有实地调查，不知浙江某些地区所说的土黄连就是酸模，所以在《本草纲目拾遗》中误增了南连条。又如，陈修源等考证了《本草纲目拾遗》卷八诸蔬部土芋藤，认为土芋应为薯蓣科植物黄独，近代作为黄药子正品入药。黄药子首见明《本草原始》，其图与此相符，清代药用黄药子标本也是此植物，可见代用历史之久。再如，刘守金考证《本草纲目拾遗》所载的山马兰，就是《本草拾遗》中的山兰，与《植物名实图考》中“野白菊”应为同物，从其生境、性状及药用诸方面综合分析，应为菊科植物三脉叶马兰。沈元杰等考证《本草纲目拾遗》所载狗卵草之基原为玄参科植物婆婆纳，其始载文献为释继洪所撰的《澹寮集验秘方》，始载年代可上溯至宋元时期。

此外，书中还有考证不清的内容。尤为突出的是昭参条，用了千余字的篇幅，还不能确实断定昭参是什么。经华青等考证,《本草纲目拾遗》卷三草部上之昭参为五加科人参属植物竹节三七，为人参三七的近缘植物，药农在采挖时很可能将竹节三七当作人参三七而掘取，因此常与人参三七相混用。该条还牵涉到好几种混充三七的药物，考证结果分别是：佛手山漆为五加科人参三七；藏三七，又名佛手参，为兰科植物粗脉手参；琼州山漆，为《海南植物志》所载姜科植物土田七，又名姜叶三七，广西亦称土三七；旱三七、萝卜三七为桔梗科植物羊乳。可谓解决了本书的一大遗憾。

还有学者如尚志钧、傅再希指出，本书由于历史条件所限，对某些药物的解释牵强附会、记载失实。如引信唐怡士人死血肉腐成虫之论（卷十死人蛀虫及人蚜条），引张圣来蚁食虎唾而变虎头生翼之论。从阴阳五行来论冬虫夏草和参叶等，也是受哲学影响。此外，书中无图，没有纲举目张的体例，有少数药品如甘储、洋虫等条过于冗长，尚未剪裁润色，编排有些颠倒错乱之处等，也是本书的不足之处。

《本草纲目拾遗》是我国继《本草纲目》之后的又一部有价值的本草著述。虽有文人整理医籍而极少记载本人临床经验之憾，亦有限于历史条件而牵强附会、记载失实之处，但就总体而言，其成就是主要的，其严谨的治学态度也值得我们学习。

赵学敏

临证经验

赵学敏本人并不行医，但其《串雅》收集了大量有价值的民间医学临证经验，既有独特的顶、串、截治法，又有许多单方验方，还有充满民间智慧的外治法、急救法，以及走方医最为擅长的“取虫法”。这些临证经验，治法简便，花费低廉，取效快捷，值得借鉴。

一、截顶串，铃医治法有特色

截、顶、串作为走方医最具特色的理论“走医三大法”，在《串雅》中被详细介绍，占据四卷的《串雅内编》之中近三卷的篇幅（剩余一卷多则是介绍各种单方）。书中以截药、顶药、串药为纲收录了 254 方（其中 9 方仅有方名）及 9 个附方。其中截药之下，又细分 4 门，即总治门、内治门、外治门、杂治门。

截、顶、串三法中，“药上行者曰顶，下行者曰串，故顶药多吐，串药多泻。顶、串而外，则曰截。截，绝也，使其病截然而止”。也就是说，顶法类似吐法，串法类似下法，而截法则包括了走方医中其他快速见效的治法。下面分别介绍截、顶、串三法涉及的内容。

（一）截法

“截，截绝也，使其病截然而止”。截法所指，为快速见效的治法。“顶、串而外，则曰截”（《串雅·绪论》）。在这种分类之下，截法包含范围大，涉及方药多。

截法涉及方药，远超顶、串二法之和。截药在四卷的《串雅内编》中占了整整两卷的篇幅，收录 211 方（其中 9 方仅有方名）及 7 个附方。而顶、串二法收录不到50方，仅占半卷篇幅。此外，顶、串二法之下不再分门，而截药之下，又分四门来介绍，其中总治门17条，内治门79方及3附方，外治门89方及4附方，杂治门26方（其中9方仅有方名）。

其中，截药总治门介绍了17方，总的来说适用范围较广。黄鹤丹、青囊丸为游方之祖，“治百病”；人龙丸可令“诸病自愈”，适用范围最广。又有某科通用方，如外科，有鲤鲮丸“治一切无名肿毒，治瘰疬尤效”；神仙太乙膏“治一切痈疽疮毒，已、未成溃者”；花蕊石散“治一切金刃箭镞伤，及打扑伤损”；儿科，有兑金丸、八仙丹“治小儿百病”；内科，紫阳真君塞鼻丹可治心疼、腹痛、鼓胀、水泻、痢疾、牙痛、浑身疼痛等，则涵盖了多种内科病。以及某类病的通用方，如外感，有普济丹“治一切瘟疫时气、恶寒发热、昏迷头痛等症”，蓬莱丸“治男妇老幼一切感冒，瘟疫时症”，发汗散“专治一切感冒风寒”“为路途救急神方”。还有治疗内科中风、痹痛、肿胀、劳伤等方，如蜜犀丸“治半身不遂，口眼㖞斜，语言不利，小儿惊风抽搐等病”，仙桃丸“治手足麻痹，或瘫痪疼痛，腰膝痹痛，或打仆伤损闪肭，痛不可忍”，余粮丸“治肿胀，并脱力劳伤”，三黄丸“疗男子五痨七伤，消渴，不生肌肉；妇人带下，手足寒热。泻五脏火”，松梅丸“健脾补中，强筋润肌”。

截药内治门介绍了79正方及3附方，治疗感冒、伤寒、时气、疟疾、时行痰嗽、痰气、痰火、中痰、火证、虫蛊诸毒、药毒、尸厥、中恶、头风、头痛、心脾气痛、怔忡、不寐、吐逆、泄泻、痢疾、水肿、鼓胀、黄病、疝气、痿证、腰痛、癫狂、癫痫、呆病、膈气、癥积、七情所伤、虚损、气怯等外感时疫、内伤杂病，以及男科遗泄、妇科治带保胎、儿科痘疹惊风、五官眼耳喉病。其中不乏外治者。

截药外治门介绍了89正方及4附方。治疮疡痈疽者居多，既有解毒、托补、移毒之法，又有破脓、腐蚀、生肌之用，内服、外用皆有，涉及各类疮疡、痈疽、疔疮、疖毒、无名肿毒，以及发背、流火、臁疮、疥疮、癣、癞、鹅掌风、天疱疮、下疳、杨梅疮、麻风、痰核、瘰疬、瘿瘤、翻花、瘤、痣、疣，乃至口疮、目病、体气、手足皲裂、痔漏、阴蚀、跌仆损伤、杖疮、金疮、接骨等。

截药杂治门介绍26方，涉及取牙、去刺青、黑须发、美白、洗面去油、取箭镞、取刺、治脚茧、治鸡眼、治射工毒、取轻粉毒、治河豚毒、治虎咬伤、令受打不痛、治小儿耳内湿烂等。

可见，截法包含范围大。从具体方药可以看出，内服药与外用药兼有，涉及内、外、骨伤等各类病证，乃至用于点痣、取刺等。走方医“四验”即取牙、点痣、去翳、捉虫，在截药中均有体现。如杂治门中有取牙鲫鱼霜；外治门中有取痣饼药、点痣药、点黑痣条；内治门中有贴目取翳，外治门中有痘后生翳条；外治门中则有治疗疽疮瘰疬、下部痔漏、癞、麻风等被认为与虫有关的疾病的方药。

截药之下所分四门，总治门多为通治一大类疾病者，外治门介绍皮肤外科、骨伤科病的治疗方药，杂治门介绍美容、治疗中毒等方面的治疗方药。也就是说，四门的划分是以治疗疾病对象来划分，而非以治法、治疗手段来划分。内治门实际上是“治内”，外治门实际上是“治外”，总治门为“治总”，杂治门则为“治杂”。不过在各门具体方药中也有交叉的情况，如总治门与内治门均有外感时疫与内科病的治疗方药，内治门与外治门均有外用取翳药，外治门中一些方药也可作为美容方归入杂治门。

《串雅·绪论》中提到“截法中有点金药、拦江网、八面锋”，但书中并未按此分类介绍，也未阐述三者特点，仅在《串雅·绪论》中举例说：“如鲫鱼霜、中分散、截骨、移毒皆点金药也；黄鹤丹、青囊丸皆拦江网也；兑金、鲤鲮皆八面锋也。”其中作为“拦江网”的黄鹤丹、青囊丸，与作为“八面锋”的兑金丸、鲤鲮丸均在《串雅内编·卷一·截药·总治门》中介绍，“点金药”中的中分散在《串雅内编·卷一·截药·内治门》介绍，移毒丹与截骨神方在《串雅内编·卷一·截药·外治门》介绍，取牙鲫鱼霜在《串雅内编·卷一·截药·杂治门》中介绍。所举例之方当为有代表性的铃医名方，下面逐一进行分析。

1.“拦江网”

黄鹤丹　乃朱衣翁在黄鹤楼所授，故名。

香附一斤，黄连半斤，洗晒为末，水糊丸如梧子大。如外感，葱姜汤下；内伤，米汤下；气病，木香汤下（或沉香或木香随时酌用）；血病，酒下；痰病，姜汤下；火病，白滚水下。余可类推。

青囊丸　乃邵应节真人祷母病，感方士所授。

香附略炒，一斤，乌药略泡，五两三钱，为末，水醋煮，面糊为丸。随证用引。如头痛用茶下，痰气姜汤下，血病酒下之类为妙。

按：飞霞子韩黔（注：疑为韩懋之误）昔游方外，治百病，男用黄鹤丹，女用青囊丸，此二方乃游方之祖方也。

从黄鹤丹与青囊丸的方药内容与赵学敏按语可见，二方为走方医的“祖方”，可以“外治百病”，应用时“男用黄鹤丹，女用青囊丸”，再“随证用引”即可。赵学敏将其置于《串雅》一书卷首，可见其重要性。

从赵学敏的按语可知，二方均为韩飞霞（即明代医家韩懋）所用效方。考《韩氏医通》原书，《韩氏医通·卷下·方诀无隐章第八》中确有此二方。一般也认为明代医家韩懋（字天爵，号飞霞道人）《韩氏医通》是黄鹤丹与青囊丸的方源。

韩懋本人也对黄鹤丹与青囊丸予以了高度肯定，其曰：“予游方外时，悬壶轻赍，治百病黄鹤丹、妇人科青囊丸，小儿科天一丸，随宜引用。人见小效，疑有异常，探索不已，殊可笑也。今并著他章，用之者，当思法

外意云。”(《韩式医通·卷下·悬壶医案第六》)

二方组成很简单，黄鹤丹仅香附、黄连两味，青囊丸仅香附、乌药两味。《韩氏医通》中未明确剂量，但指出黄鹤丹“二味香附为主，黄连减半”，青囊丸中香附“不拘多少，为主”，乌药“减附三分之一”。《串雅内编》中则给出了剂量，符合原书剂量比例，均是重用香附。韩懋在方论中指出，重用香附“气失其平则为疾，此为君，此为用矣”。而黄连之用，则是“凡疾之所在为邪火，单用生心，固非泻心火例矣”。

二方作为游方之祖，时至今日，临床上也确有效验。如辽宁省名老中医李敬林教授在临床运用温胆汤过程中，每遇男性患者，处方中必加黄鹤丹，而在女性患者处方中，必加青囊丸，认为能起到增加疗效、事半功倍之功。辽宁中医药大学附属医院田维柱教授治疗失眠，根据病情常加入调气之品，认为男性多火，女性多郁，亦是男患加用黄鹤丹，女患加用青囊丸。福建省老中医翁充辉治疗妇科奇经气滞之肿块，治以苦辛芳香、疏通脉络之法，喜用青囊丸通利血脉为主，伍以理气和血或活血化瘀等药，缓图攻势，每获良效。张建伟则用青囊丸原方治疗一例经行头痛 2 年的患者，经前 1 周服药至经期第 3 天，3 个月经周期后治愈并未复发。

分析方药组成，黄鹤丹，香附配黄连，有行气泻火的作用。香附辛能散，苦能降，甘能缓，芳香性平，为理气解郁良药；黄连大苦大寒，大寒清热，味苦性燥，为泻实火，解热毒之要药，尤长于泻心胃实热，止湿热痢疾。两药配对，行气泻火，一疏一清，使心火去，郁滞解。青囊丸，香附配乌药，有散郁和血之功。香附辛能通行，苦可疏泄，微甘则缓急，可疏肝理气、调经止痛；乌药辛散温通，散寒行气。方中香附为君，有“气病之总司，女科之主帅”之谓，芳香理气，为血中气药，辅以乌药温中理气，气行则血行，二药合用，可开郁散结、调经理血。但此法并非绝对，吴庚生在注《串雅内编》时指出，“须详审患者的体质之虚实，症之寒热，不可妄投”。

二方均属“拦江网”。字面上理解，是捕鱼者所用大网，有一网打尽之意，与二方“治百病”，收入“总治门”是相符的。也有学者指出，取名拦江网“乃取其将邪气拦住，正气方通之意也”。此外，江湖术士算命有《拦江网》一书，该书也是《穷通宝鉴》的前身。走方医可能借用了该书名，用以概括作为“游方之祖方”的重要方药。又，宋代著名科举考试用书有《群书会元截江网》一书，《四库提要》称：“故讲科举之学者，率辑旧文以备用。其出自士大夫者，则为《永嘉八面锋》《东莱制度详说》。其出自坊本者，则为是书之类。”可见“截江网”之名类似于“拦江网”，均有一网打尽之意，是古人习用之书名。

2.“八面锋”

鲤鲮丸　治一切无名肿毒，治瘰疬尤效。

归尾五钱，大黄、荆芥、桔梗、乳香（炙）、没药（炙）各二钱，黄芩、连翘各三钱，防风、羌活各二钱五分，全蝎一钱，蝉蜕二十个去头，僵蚕二十五条，牛皮胶一两土炒，雄黄七分，金头蜈蚣四条（去头足分作四样法制：一条用姜汁搽，焙干；一条用香油搽，焙干；一条用醋搽，焙干；一条用酥搽，炙）。再用穿山甲四两，亦作四制：一两用红花五钱煎汤煮，焙干；一两用牙皂五钱煎汤煮，焙干；一两用紫草节五钱煎汤煮，焙干；一两用苏木五钱煎汤煮，焙干。

上药共为细末，用真米醋打糊为丸，每丸重一钱二分。朱砂一钱五分，共为衣。瓷瓶收贮，内用麝香五分以养之。每服一丸，滚酒送下。未成内消，已成出脓，神效异常。

兑金丸　有黑白二种药，共十四两。

白丑黄者，二两去壳，磨极细末，大黄、雄黄各二两，川连三钱，胆星、神曲各五钱，黑丑黑者二两，去壳，磨极细末，虾蟆极大者，用一具，须要黄者，用银罐入内，将油盏盖住，铁丝扎好，外用炭火煅出黑烟至黄烟为度，放地上冷透，出火毒，劈开如墨黑者良。如小者，用两具。五月五日午时煅。青黛二两，石膏、滑石各一两，胡连三钱，神曲五钱。

上二种丸药俱用生研，水法为丸如米粞大。每岁各一丸，匀服，早晚每进一次。

以上二方，《种福堂公选良方》亦有，一为四制鲮鲤丸（《种福堂公选良方·卷三·公选良方·诸疮》），一为兑金丸（《种福堂公选良方·卷四·公选良方·儿科·疳疮、疳积、诸疮丹毒》）。两书中二方组成、炮制及用法一致，剂量仅兑金丸青黛有差别。

《串雅》兑金丸青黛用二两，而《种福堂公选良方》中兑金丸青黛用一两，但总剂量均是十四两。考虑方中未说明重量的是煅后的大虾蟆一只，若按青黛二两，则其需重一钱；若按青黛一两，则需重一两一钱。以“外用炭火煅出黑烟至黄烟为度，放地上冷透，出火毒，劈开如墨黑者良”的炮制方法，重一两一钱的可能性较大，故方中青黛一两更为可信，可以《种福堂公选良方》为准。

《串雅》中鲤鲮丸，《种福堂公选良方》中称四制鲮鲤丸。此方当得名于方中所用穿山甲，而穿山甲别名鲮鲤，而非鲤鲮。此方特点是蜈蚣与穿山甲均分四种炮制方法。故《种福堂公选良方》中方名更为妥帖，《串雅》中方名可能是转述或传抄之误。

《串雅》中兑金丸并未说明其适用病证，仅有说明“有黑白二种药，共十四两”，从服法“每岁各一丸，匀服，早晚每进一次”来看应该是儿科方。而《种福堂公选良方》中的兑金丸，方名后说明“有黄黑二种，通治小儿百病，二种药共十四两”，明确指出用于治疗小儿百病。可见《种福堂公选良方》兑金丸方更全，更接近原始方。

根据以上三点，加之赵学敏在《本草纲目拾遗》中亦多次引用《种福堂公选良方》，很可能《串雅》的鲤鲮丸及兑金丸方源，与《种福堂公选良方》有关，而后者更接近原始方。赵学敏在编纂《串雅》时，由于传抄，或记录他人转述内容，过程中出现缺漏与讹误。对照《种福堂公选良方》中的内容，可以使我们更好地理解这两方。

《青囊秘传》引《临证指南医案》神兑金丸，分黄丸与青丸。黄丸为白丑为首的白丑、大黄、雄黄、黄连、神曲、胆星六味药，青丸为青黛、神曲、熟石膏、滑石、胡黄连、黑丑、大虾蟆七味。除石膏注明熟石膏，药物组成与用量与《种福堂公选良方》中一致，但各药炮制叙述简略，方源应与《种福堂公选良方》一致，黄丸、青丸药物之分将原方“有黑白二种药”之意表达更为清楚。

此外，马培之《外科传薪集》亦有鲤鳞丸与兑金丸，与《串雅》中的鲤鲮丸、兑金丸大致相同。鲤鳞丸在防风、羌活剂量及穿山甲炮制用药上有所差异，兑金丸亦未交代作用，方中未用白丑，其他药物剂量由两变钱，由钱变分，剂量也略有不同，未提示总剂量，虾蟆炮制方法简略。该书同时收录了《串雅》中的蜜犀丸、仙桃丸等方。马培之弟子吴庚生曾补注《串雅》，对《串雅》内容非常熟悉，并多有用其方而验者。所以有可能《串雅》对《外科传薪集》有所影响，《外科传薪集》中的鲤鳞丸与兑金丸即源自《串雅》中的鲤鲮丸、兑金丸。

《全国中药成药处方集》也收录了源自清·凌奂《饲鹤亭集方》的五色兑金丸，注明了主治是小儿疳积虫痛。药物组成与剂量方面，大蛤蟆改用干蟾皮三钱，青黛用二两，胡黄连改五钱，石膏注明生石膏。值得注意的是，不是制成两种丸药，而是制成五种，“各研细末，沸水泛为小丸，每钱约三百粒，以黑丑、青黛、大黄、雄黄、石膏五种药末，分别为衣，分为五色”。用法上也更为详细，“每服五厘，最多不超过三分，量病儿之大小，体之强弱，斟酌用之，不宜多服。”此方也可作为参考。

鲤鲮丸方药组成，以穿山甲为君，重用至四两，取其活血散结、消痈溃坚，善消痈肿、治瘰疬。《本草纲目》谓其“除痰疟寒热，风痹强直疼痛，通经脉，下乳汁，消痈肿，排脓血，通窍杀虫”。牛皮胶一两，取其养血。余药数钱不等，既有归尾、乳香、没药之活血，又有荆芥、桔梗、连翘、防风、羌活、蝉蜕之疏风，且有大黄、黄芩清热，更有全蝎、僵蚕、蜈蚣等虫类搜风剔络，雄黄杀虫解毒，朱砂镇心安神解毒，麝香活血散结，诸药共奏消肿解毒之功。更妙在蜈蚣、穿山甲各有四种制法，用姜汁、香油、醋、酥制蜈蚣，一定程度上可缓和蜈蚣的毒性，去其燥烈；用红花、牙皂、紫草、苏木制穿山甲，则助其活血散结之力。醋糊丸，酒送下，可助丸药活血通脉之力。该方虽不能“治一切无名肿毒”，治疗因风热之毒引起的皮肤红肿应该有效，而“治瘰疬尤效”应不是虚言。方中既有活血祛风散结等内消之品，亦有牛皮胶补养以利外托，故有“未成内消，已成出脓”之效。

兑金丸由“黑白二种药”组成，共十四两，药物组成共十二味，即白丑、大黄、雄黄、黄连、胆星、黑丑、大虾蟆、青黛、石膏、滑石、胡黄连、神曲，神曲出现两次。参考相关方剂，白者有白丑、大黄、雄黄、黄连、神曲、胆星六味药，黑者有黑丑、大虾蟆、青黛、石膏、滑石、胡黄连、神曲七味药。两种丸药分别研末为丸，米粞大，服用时按小儿“每岁各一丸”，早晚各一次服下。药物大体属攻下、利水、清热、解毒、消导之类，且有毒者较多，却用治儿科，故实际服用量较小，分开制丸可能也是考虑避免不当配伍产生的毒性。儿科多疳积、风痰、热毒之病，兑金丸如此组方，可以取得一定疗效。

鲤鲮丸与兑金丸均属截药中的“八面锋”之类。八是多的意思，八面锋，本义指各方面都锐利。后引申为锋利无比及措辞圆滑，好像各方面都有理。宋代有《永嘉八面锋》一书，全称《永嘉止斋陈先生八面锋》，明清以来传本皆题陈傅良作，经考证为宋孝宗淳熙以后坊间杂取诸家科举之文而成，是流行于考生间的一部应试参考书，为预拟程式供考生答策揣摩之用。截药“八面锋”之名有可能受该书启发，意为治疗一类疾病，各方面都照顾到而皆能起效。鲤鲮丸是走方医治疗疮疡肿毒类的代表方，兑金丸是走方医治疗儿科病的代表方，组方照顾到多种病机，因而属于“八面锋”。因其总治一类疾病均有效，故被赵学敏归入截药“总治门”。

3.“点金药”

中分散　治惊风定搐。

螳螂一个，蜥蜴一条，赤足蜈蚣一条，各中分之，随左右研末，记清。男左女右，以一匙吹鼻内，搐之右即右定，左即左定。

中分散出自《圣济总录·卷一百六十九·小儿急惊风》，功效是“治小儿急惊，定搐”，每次吹鼻用量是“一剜耳”。《普济方·卷三百七十·婴孩惊风门·急惊风》中原方抄录，明代《本草品汇精要》《本草纲目》在论述螳螂时则引用了《普济方》中的该方。赵学敏将其归入截药“内治门”时，则未强调小儿用药，用药剂量也从“一剜耳”改为“一匙”，可见将适用范围扩大到了成人。

该方特点是用三种虫类药，每条虫都从中间左右分开，按男左女右来使用，故取名“中分”。使用方法是研末为散吹鼻，起效的左右部位亦与吹鼻的左右部位有关。

分析该方组成，仅三味虫类药。螳螂，甘咸性温，本草首次见载于《本草纲目》，言其古方不见用者，首次出现即在中分散中，用于治惊风，“盖亦蚕、蝎定搐之义，古方风药多用螵蛸，则螳螂治风，同一理也”。蜥蜴，又名石龙子，咸寒，有小毒，有利水通淋、破结散瘀、解毒之功。《神农本草经》已收载，言其“主五癃邪结气，破石淋，下血，利小便水道”，

《本草纲目》则言其“消水饮阴，滑窍破血”。蜈蚣，辛温，有毒，有祛风止痉、通络止痛、攻毒散结之功，为治惊风常用药，因其有毒，不能大剂量使用。三者合用，能奏祛风、通络、止痉之功，又因小量吹鼻外用，大大减少了药物毒性对人体的伤害。“搐之右即右定，左即左定”可能与经络循行有关，体现了该方的通络作用。至于虫类从中分开，男左女右来用药，可能是象思维使然，需要临床验证。

移毒丹　凡毒在紧要处，移在他处，庶不伤命。

地龙，装在经霜丝瓜内，煅枯焦，连瓜为末，每末三钱，麝香二分，乳香、没药各五分，雄黄一钱，蟾酥一分，黄蜡一两。

上药共为末，蜡为丸。每服三分。上部要处，用甘草、桂枝、麻黄煎酒下，即移在左手上而散；如在背上，用羌活、防风、生姜煎汤下，即移在臂上；如下部，用木瓜、牛膝、灵仙、陈皮、独活、生姜煎汤下，及移在足下。极为神效。

《串雅》中的移毒丹与《种福堂公选良方·卷三·公选良方·诸疮》的移毒方基本一致，考虑到二者时间很接近，赵学敏《本草纲目拾遗》中也常引用《种福堂公选良方》，很可能该方引自《种福堂公选良方》，或具有相同方源。

该方的特点在于所体现的移毒法。李燕等对移毒法进行研究，指出移毒法是中医外治法的一种，主要是利用脏腑、经络、皮部相通的原理，在体表选择有助于排出体内毒邪的安全部位，将原始病灶的毒邪转移至选定部位经由体表溃烂排出，从而达到减轻乃至治疗原发疾病的目的。

在《串雅》记载移毒丹之外，赵学敏《本草纲目拾遗·卷七·藤部》藤黄条下亦有引自其弟《救生苦海》的移毒方：“《救生苦海》云：如毒生在肢节穴道险要处，不成漏症，即为废人，须用此药，只涂半圈，即移过一边。用白及、白蔹、三七、五倍子、大皂角、山慈菇、藤黄各等分，俱锉薄片，除藤黄，余皆入砂锅内水浸一日，煎汁倾出，入水再煎，如此数次，滤净熬膏；以藤黄将水蒸烊加入，搅匀再熬，入碗晒干，用时以鸡蛋清磨出浓汁，新笔蘸涂。又方：藤黄、银珠等分，醋和敷，赶毒至他处，出脓。如用榖树汁调，可搽癣，一二次即消。”

相较而言，两方作用类似，但药物完全不同，且《串雅》中移毒丹是内服药，《本草纲目拾遗》中移毒方是外用药。因前者是内服药，所以用药以祛风通络、活血、解毒药物为主，并强调用不同药物进行引经。而后者为外用药，则主要使用了清热解毒、疏风宣散的中药，同时兼有活血化瘀和祛腐生肌类的臣使类药物。

此外，后世也散在不同的移毒方，与上述两方用药均不同，基本上都是外用药，组方思路与《本草纲目拾遗》中外用的移毒方类似。如嘉庆癸亥年（1803）成书的《急救广生集·卷七·疡科·肿毒》下的移毒方用于“凡毒发于骨节间不便出毒之处，移之或上或下，使无伤命残疾之患”，方用白及、紫花地丁、五倍子、大黄、乌鸡骨、大雄黄、朱砂、轻粉、牙皂共为末，以醋调敷。道光年间，鲍相璈在《验方新编》的第 11 卷除以“移毒散”载入《急救广生集》移毒方外，还记载了一个移山过海散和赶毒散（又名冲和散）。移山过海散“治毒生于致命处，用此移于无害部位甚效。雄黄、小麦面、新鲜蚯蚓烘，共为末，用好醋调匀，渐渐敷于致命处半边，自能移过不致命处”。赶毒散“凡大腿内外及两膝贴骨等处，漫肿无头，皮色不变，微觉酸痛挛曲，乃感受风湿所致。若不急治，变生贴骨等疽，难以收功。须用此药祛寒逐湿透出外络，提移他处出毒，即有成管成漏，亦能逐渐收功。此方与移毒散相等，屡用皆效”，药用紫荆皮、赤艾、香白芷、独活、石菖蒲共磨为末筛细，以好酒和葱头煎滚调搽。民国初年的张山雷作《疡科纲要》，引朱氏之“铁井阑”，其实也是移毒之法，主要为避免生长在骨节附近的痈疽肿毒伤及关节而使用药物赶移令偏，其药物配伍、用法等，与前人移毒法相比大同小异。

以上移毒法均应用于痈疽，而至当代严浩翔、张兰凤、浦鲁言、孟凡迅等则将治疗范围进行了扩大，被援用治疗癌症、癫痫等其他病证，但原理都是利用经络皮部的原理，长距离转移原发病灶的毒邪，直接排出体表。

截骨神方

穿山甲一两，虎骨三两，银杏去壳一斤，大枣去核半斤。如人伤，只好服三钱六分，用酒冲服。

该方未能考证出自前人方书。方中穿山甲有活血散结、消痈溃坚之功；虎骨具有固肾益精、强筋健骨、舒筋活血之功；银杏即白果，用量最大，有收涩作用；大枣亦用大量，可益气养血缓中。酒冲服，助药力通行经络。诸药共用，有散有收，有峻有缓，活血与补虚并行，能够有效治疗骨折。

取牙鲫鱼霜

大鲫鱼一尾，去肠，以砒霜纳入鱼腹，露干，放阴地，待有霜，即刮下，用瓶收贮。以针搜净牙根，点少许，咳嗽自落；或以少许药置膏药上，贴蛀牙上粘之，即落。

又方：

活鲫鱼一尾，约四五两，白砒六钱，为末。将砒末纳入鱼腹中，待鱼烂去之后，将鱼骨洗净，晒干为末，每用米粞大少许，点所患牙根上，自落。

该方方源为《外科百效全书》（旧题明代龚居中所作）卷二之取牙神方，《外科全生集》卷四取齿丹亦是此方。该方用药简单，即置砒霜于鲫鱼腹，取其所结霜点牙。砒霜有蚀腐作用，可起取牙作用。因其有大毒，以置鲫鱼腹结霜形式来间接使用，相当于以鲫鱼鱼肉或鱼骨作为辅料制药，减轻了用量，也就减少了毒性危害。即使如此，用量亦需注意，故吴庚生按曰：“砒宜用白者，每鱼一两，纳入白砒一钱，不可过多。”用鲫鱼，味甘性平，有健脾和胃、利水消肿、通血脉之功，大抵取其性味平和。取牙是走方医绝招之一，该方药味简单，用砒霜力猛可取捷效，而鲫鱼性味平和，既廉价又便于取得，非常具有走方医特色。

中分散、移毒丹、截骨神方、取牙鲫鱼霜四方是截药“点金药”的代表，其共同的特点是药味不多，不惧以药性峻猛有毒之品取捷效，同时通过配伍及严格的小剂量控制来减少毒性危害。能“使其病截然而止”，故属截药。所谓“点金”，既有点石成金之意，又有一点点药量即取得好疗效、如黄金般宝贵之意。

《串雅》所辑截法诸方，既有源自走方医口授者，亦有赵学敏自古方及民间搜集而得。如《串雅内编·卷一·截药·内治门》中有数方以“截”为名，方名称截头风、截酒积、截鼓、截泻丸、截水肿、截黄、截痢、截障，用药亦多有川乌、雄黄、巴豆、全蝎、黑矾、黄丹、枯矾、葶苈子、青矾、木鳖仁、蛇蜕等有毒、峻猛的药物，充分体现了走方医药的特点。而发汗散为古方诸葛解甲散，人龙丸出自《济生养生集》，仙传急风散出自《鸡鸣录》，陈氏神效小红丸则是“吴中陈氏治急惊风秘方也”。时行痰嗽条，用药与黛蛤散别无二致。而治心脾气痛的独步散，其实就是良附丸，据余瀛鳌考证较一般认为良附丸出处的《良方集腋》更早。

截法诸方，选用药少、经济、易得、起效迅速，据吴庚生按语多有效验，具有廉、验、便的特点。除前面分析的数方之外，如分水神丹仅用白术、车前子两味治疗水泻；独步散即良附丸，仅用香附、高良姜两味可治心脾气痛；发汗散以绿豆粉、麻黄、甘草三味可令“即时汗出自愈”等，时至今日这些药物配伍仍有很高的临床实用价值。

截药有使疾病截然而止的作用，其涉猎疾病治疗的范围很广，但多用于止血、止痛、补益等方面。据邵楠统计在截药中，虽然共使用药物有 346 种之多，但乳香、没药、当归、朱砂、甘草等止血、补益药物仍为主要使用药物。

（二）顶法

顶法，相当于吐法。赵学敏将顶法和串法并举，指出其相当于吐法和下法，但其中又有交叉应用。“药上行者皆曰顶，下行者皆曰串，故顶药多吐，串药多泻……然有顶中之串，串中之顶，妙用药更元妙，用意入神，则又不可以常格论也”（《串雅·绪论》）。

《串雅内编·卷三·顶药》介绍了顶法20方及2附方，并明确标注“主上吐药也”。方名多以“顶”为名，如巴霜顶、四宝顶、牛郎顶、青绿顶、硫黄顶、轻粉顶、黑盐顶、羊荚顶、截疟顶、三奇顶、金线顶、砒霜顶、皂矾顶等13方。此外，赵学敏还收集了一些著名的涌吐剂，如瓜蒂散、倒顽痰法（即倒仓法）等。

以“顶”为名的方，显然是从走方医处收集而来，但一部分也是其来有自。如巴霜顶，赵学敏注其别名丹溪喉闭丸，经考即明代《摄生秘剖》卷三之喉闭丸。四宝顶，赵学敏注其别名狗宝丸，言为“丁丹崖祖师传”，经考为《杨氏颐真堂方》引丁丹崖方，见《本草纲目》卷五十。牛郎顶，别名注为牛郎丸，但其剂型实为散剂，方源为《本草纲目》卷十八引《普济方》牛榔散。皂矾顶，赵学敏注其别名稀涎散，方中三味药，其中两味药皂荚末和生矾末，与其他方书多个稀涎散中用皂角、白矾是一致的；另外一味腻粉，即轻粉，亦有祛痰作用。

顶法所涉及病证，有缠喉风、喉风咳嗽、哮、齁喘痰积、小儿涎喘、小儿天哮、风痰卒中、中风痰厥、癫痫惊风、腰疼、水肿、疝气癞肿、诸气肿痛、皮肤水疸、天行时气、血痢、鬼疟、骨蒸、传尸、三日疟、中蛊毒、噎膈翻胃、奔豚、虫积、风疹、痰涎、顽痰、痰结胸中不得吐、病在上焦欲吐不得、湿热诸证及一切宜吐痰涎之证，其病机大多与痰相关。

顶法为涌吐之法，常选用具有涌吐作用的炒盐、皂角、白矾、石绿

（庚生按“疑即生铜绿”）、瓜蒂、金线重楼等药物因势利导，促使咽喉、胸膈及胃内的有害物质涌吐外出，以解除危急。邵楠指出，方中还常用硫黄、巴豆、雄黄、牵牛子等峻猛之辈，也体现了走方医特色。巴豆、牵牛之用，也体现了“顶中之串”的妙用。

（三）串法

串法，相当于下法。“药……下行者皆曰串，故……串药多泻”（《串雅·绪论》）。

《串雅内编·卷三·串药》介绍了串法23方，并明确标注“主下泻药也”。方名多以“串”为名，如牛郎串、椰霜串、黄甲串、巴豆串、乌龙串、轻粉串、犀黄串、天一水串、牵牛串、双牛串、龙腾串、五香串、车螯串、八宝串等14方。以“串”为名，可见是从走方医处收集而来，但通过赵学敏注录别名，也可见走方医亦传承了前人方书中的简便验方。如牛郎串，赵学敏注其别名遇仙丹，经考即明代《摄生众妙方》卷一之遇仙丹。椰霜串，赵学敏注其别名必胜散，经考即《外科正宗》卷四之必胜散。黄甲串，赵学敏注其别名偷刀散，经考即《慈幼新书》卷十一之偷刀散。乌龙串，赵学敏注其别名一粒金丹、捉虎丹，经考即《宣明论方》卷十三之一粒金丹，《臞仙活人方》卷下之捉虎丹。天一水串，为“韩飞霞制，通调水道”，即明代医家韩懋所用效方。考《韩氏医通》原书，本方即天一丸，与黄鹤丹、青囊丸并为韩氏游方时惯用方。其曰：“予游方外时，悬壶轻赍，治百病黄鹤丹，妇人科青囊丸，小儿科天一丸，随宜引用。”（《韩式医通·卷下·悬壶医案第六》）双牛串，赵学敏注其别名济世散，经考为《本草纲目》卷十八引张三丰仙方之济世散。车螯串，赵学敏注其别名转毒散，经考方源为《圣济总录》卷一三一之去毒散，《三因极一病证方论》卷十四中名转毒散。八宝串，赵学敏注其别名消鼓至神汤，经考为《石室秘录》卷一之消鼓至神汤。此外，赵学敏也收录了前人方书中药简效验的泻下、逐水名方，如备急丸（《金匮要略》三物备急丸）、禹功散（《儒门事亲》)等。

串法所涉及病证，有邪热上攻、痰涎壅滞、返胃吐食、噎膈、痞积、疮热肿痛、大小便不利、虫积、鬼胎、癥瘕、误吞铜铁银物、麻风、癞疮、横痃便毒、痢疾、风寒暑湿脚气、走注、中风、水道不通、积气成聚、诸水饮病、痈疽发背、无名肿毒、痘疮黑靥、腹心气、胁痞积、痛症、鼓胀、腋气、腹泻痞块、心腹诸疾、卒暴百病、绞肠痧、小儿吃泥、小儿黄疸等，乃至男女诸病，还有辟瘴、明目之功。总观诸证，以痞积、水饮、鼓胀、心腹卒痛、发背痈疽居多，多为实证，故用下法泻其实。

邵楠统计串法方剂中用药 3 次以上的药物，有大黄、牵牛子、巴豆等泻下、峻下药，以及甘草。在以泻下剂为主的基础上，又根据主治病证进行配伍，如黄甲串治横痃便毒佐以穿山甲活血，八宝串治虫臌佐以雷丸杀虫，五香串治气痛佐以沉香、木香、檀香、乳香理气等。

亦有不以攻下之药而达到泻下目的者，如龙脑串以生猪油与龙脑温酒和服治痘疮黑靥，可“利下瘀血一二次”使疮变红活；治发背初起方，以秦艽、牛乳即可“得快利三五行”而愈；逐黄散治小儿黄疸，眼黄脾热，以瓜蒌一味研末煎服，即可“五更泻下黄物，立愈”。

攻逐之剂用药峻猛，易伤正气，因而一般适用于体质尚壮实者，并应注意下后调护，以顾护正气。如使用牛郎串，“行后，随以温粥补之”。使用八宝串，大下之后“以淡米汤饮之，不再泻矣”，且患者若“惫乏已甚”，急服另方以调理，用人参、茯苓、薏苡仁、山药、陈皮、白芥子等药以补益正气。

二、单方，药少效捷疗病广

走方医用方大多药味简单，更有许多一味见效的验方。自《神农本草经》开始，就有“诸病通用药”之说，临床上见该病用该药即有效用。无论是本草记载的诸病通用药，还是民间流传的效验单方，将之与辨证论治相结合，都能更好地服务临床。《串雅》即搜集整理了大量有效单方，便于临床使用。

《串雅内编》四卷，在介绍截、顶、串三法用方之外，用了其余一卷半的篇幅来介绍单方，共计 209 方及 2 附方。各方多以所治病证为名，便于临证索用，亦有都梁丸、国老膏等著名单方收集在内。

《串雅内编》对单方的分类类似于介绍截药时的分类，有总治门、内治门、外治门、杂治门，还多一个奇病门。分类与所治疾病类别有关，总治门“治总”，治疗疾病范围较广；内治门“治内”，治疗内科、五官科、妇科、儿科外感内伤诸病；外治门“治外”，治疗外科、伤科诸病；杂治门“治杂”，治疗误吞异物、虫兽咬伤等生活中较常见的杂病；奇病门则治疗各类怪病奇病。

其中，单方总治门介绍了 4 个单方，虽赵学敏未标注方源，但由方名可知，其中 3 个有其渊源。都梁丸，用一味白芷，“治头风眩晕。女人胎前产后伤风头痛，皆效”。该方见于《百一选方》卷九引杨吉老方，因杨吉老为都梁名人，故方名定为都梁丸。白虎丹，用一味千年石灰，水飞姜汁为丸入药，“专治痧症”“兼能顺气下血，化痰消滞”。吴庚生按言：“此方见《万病回春》，屡用屡效。但石灰慎勿用新者。”金液丹，用一味硫黄，能治男子妇人诸多病证，以及伤寒身冷脉微等，与《普济方》卷二〇九引《指南方》之金液丹仅在用量炮制上略有差异。剩余一方，亦用硫黄，加桑柴灰，方名直言“暖益腰膝”，可能是从民间收集的单方。

单方内治门介绍了 61 方及 2 附方。如金粟丸以雄黄治久嗽暴嗽，仙传膏以剪草（吴庚生按《本事方》言剪草即茜草）专治血症，青藤膏以青风藤治一切风疾，变通丸以黄连治赤痢、吴茱萸治白痢、二者合用治赤白痢。以及木通治白虎历节风，石膏治骨蒸劳病，白鸽肉治干血劳，葱白捣汁治卒心痛，桃奴（桃未受精所结晚熟小桃）为末酒服治酒积，皮硝澄清液洗眼治风眼赤烂，荸荠汁涂眼治红眼，生地黄汁煮粥治睡起目赤，百草霜蜜丸治咽中结块不通水米，蒜泥贴足心治鼻血不止，生半夏末塞鼻引嚏治中风不语及尸厥等，煨生地黄塞耳治耳鸣，瓦松捣汁灌耳治耳内肿痛，大黄烧存性为末揩牙漱口治风热牙痛，炙五倍子研末以唾糊脐治盗汗，白萝卜汁治痢初起及疫痢，甜杏仁黄皮烧存性热酒调服治血崩，紫花地丁草捣膏贴脐止梦泄，莲蓬梗连莲子壳煎服止红白淋带，白僵蚕为末酒服合芝麻茶配合梳头以通乳，莴苣生乳，鲜生地汁或干生地浸开取汁治小儿舌笋，养活蚬子水洗面除痘祛斑痕，凤仙花捣丸挟腋下治狐臭，川芎、蕲艾煎汤验胎，川楝子煎汤擦身预防小儿出痘等，都是符合走方医廉、验、便三字诀，值得我们临床借鉴的。

单方外治门介绍了 49 方，涉及外科伤科多种疾病，如各类痈疽、发背、疔疮、无名肿毒，以及瘰核、瘿瘤、癞、癣、乳岩、痔、烧烫伤、跌打损伤、金疮等。如治痈疽，可用赤小豆为末调涂外用，亦可用黄药子酒内服消痈。在痈疽诸毒未发、初发时，可予国老膏，即甘草熬膏内服；或乌龙膏，即陈小粉（小麦淀粉）炒过研末醋调贴患处。治快马痈，可用山药磨砂糖水搽围。治多骨痈，可用紫玉簪根捣烂外敷。可用蜘蛛捣烂热酒冲服治恶疮疔毒，可用菊花叶取汁入酒服配合渣敷患处治疔疮。治肿毒，可用蓖麻子仁捣敷，亦可用柳枝熬膏围箍。诸如此类，灵活取用常用药、草药及生活中易得之品对外科、伤科疾病进行治疗，是民间医药的智慧结晶。

单方杂治门收方 27 条，解决当时民众生活中常见问题，如误吞铜钱、误吞针刺、鱼骨鲠喉、误食藤黄、竹木刺眼、飞丝入眼；或常见虫兽伤，如儿阴被蚓吹肿、猘犬咬伤、百脚咬伤、蝎毒螫伤、蛇虺咬伤、毒蛇咬伤、蜈蚣毒所致舌肿；或常见美容需求，如须发白、秃鬓发稀、面上黑气、齿黄、齿不固；或常见杂病，如好食生米、嗜酒、小儿初生无皮、小儿鳞体、石女无窍、妇人乳胀、滑精不孕；以及一些特殊需求，如受杖预服令不痛、科考临期令终日不溺。其中治滑精不孕，用药甚妙，以粥油过盐少许空心服。据吴庚生按，其为紫竹林秘传单方，袁了凡谓其专能补精。赵学敏在《本草纲目拾遗》中亦言粥油“其力能实毛窍，最肥人”，引越医全丹若云:“其滋阴之功，胜于熟地也。”后世王士雄、赵晴初均对粥油补精进行了发挥。

单方奇病门介绍了 68 方。该门所收方剂其实并不全是单方，有的药味可达 7 味以上。如治粪门出虫用当归、白芍、枳壳、槟榔、大黄、地榆、萝卜子 7 味，并配合外用冰片点之，及木耳煎洗。有可能是在作者编写过程中，将从古籍、民间搜集到的涉及奇病的方编在一起，而一些复方又非走方医的截药，所以未对单方、复方进行区分均纳入单方奇病门。这些方中，涉及猴子疳、产后肉线、米瘕、眉毛摇动、筋肉化虫、睛垂至鼻、臂生人面、舌缩入喉、指甲尽脱、粪门出虫、眼内肉线等多种当时不能解释的奇病怪病。其中一些疾病，现在已经能解释，如产后肉线可能是阴道脱垂，而粪门出虫属于寄生虫病。因而，这些治疗奇病的方，也是有参考价值的。

三、外治，法多术简构思奇

《实用中医外治法》指出，中医外治法历史悠久，在原始社会已有多种外治法的产生，如包扎、外敷、热熨、砭石、按摩、针灸等。《五十二病方》最早载有伤、痈、疽、皮肤病的外敷、熏、洗、浴、熨和痔结扎、割治等外治法。《黄帝内经》对外治法也极为重视，它以大量的篇幅论述了针灸疗法，记载了用桂心渍酒以熨寒痹，用白酒合桂以涂风中血脉，以及摩法、浴法、膏法、熏法等，《灵枢》中还载有束腹带放腹水法及脱疽的截肢术。晋以后，外治法向专科发展。中药外治方法繁多，不但用于外科、骨科，而且用于内病治疗。至清代出现几部外治法专著，如程鹏程纂辑的《救急广生记》(1805 年)，集历代外治法之大成，选方 1500 余首；吴尚先所著《理瀹骈文》(1870 年)，又名《外治医说》，是一部以膏药法为主的外治法专书，分别论述了伤寒、中风、痹证等多种疾病的外治法，载法 80 余种，方 1500 余个；邹存淦编有《外治寿世方初编》(1877 年)，辑录临床各科疾病的外治法，共分 68 门，2200 余方。不过，这几部外治法专著都在赵学敏之后。

外治法以其简便廉验，深受百姓欢迎，民间医学有大量外治法的经验。赵学敏在《串雅外编》中设“药外”专篇记载，独占一卷篇幅，下分针法门、灸法门、熏法门、贴法门、蒸法门、洗法门、熨法门、吸法门及杂法门 8 门。其中针法门实际是挑治、药针和火针。灸法门中特别注重间接灸，有隔盐灸、隔附子灸、隔黄蜡灸、隔湿土瓜根灸、隔胡桃壳与人粪灸、隔鸡子(熟鸡蛋切半)灸、隔苦瓠灸及隔碗灸。张仲源等指出碗灸要求碗内要有水气，实际是融拔罐与灸法一体的方法。此外还有骑竹马灸法也很有特点。贴法门既有药物做膏药贴患处，又有用膏药封住药丸贴患处，还有外敷、涂抹。洗法门既有洗患处，又有浴全身。杂法门含坐药、踏药、钓法、塞耳法、扎指法、灯照法、敷涂法、贴脐法、滴鼻法、灌肠法及香橼包法等，有的是治法有特点，有的是用药有特色。

此外，《串雅》其他篇中也散在大量外治法。《串雅内编·截药·内治门》就不乏膏贴、外敷、点眼、吹鼻、吹喉等外治者，而《串雅内编·截药·外治门》治疮疡痈疽，更是内服、外用皆有。还有《串雅外编·选元》中，也有刺络、火焠、钓法、纳鼻、刺鼻、熏鼻、骑牛、插鹅等丰富多样的急救外治法，以及点法、洗法、磁吸法，颇具民间特色。

《串雅》中的外治法，在治法方面有针、灸、焠、熏、蒸、熨、踏坐、贴、敷、涂、擦、洗、浴、点、吹、搐鼻、吸、塞、握药、灌肠、钓、绑、佩带、枕睡及膏摩、探吐、扎指、放血、灯照、磁吸、骑牛、插鹅、香橼包法等。临证时多法合用，互相交错，内服外敷，灵活应变。

其中，熏法，即利用药物燃烧时产生的烟气熏患部。蒸法，通过药物煮沸后的蒸汽或药物加热后的温热力作用于患部。熨法，将药物加热直接敷于患部；或将药物放在患部，再用汤壶或熨斗加热。坐药（踏药），是将药物为粉，装入布袋，接触患部，通过体温或另外加热，使药性挥发，直接作用于患部。贴法，即膏药贴在皮肤上，利用皮肤吸收各种药物有效成分的特性以治疗疾病。敷涂法，即把药物研末，加酒、醋、水等调和外敷或涂抹在肌肤的治法。洗法，药物煎汤洗涤患部。浴法，即用药液淋洗、浸泡全身。点法，把药点在患部。吹法，把药物研成散剂，吹于耳鼻喉中。搐鼻法，即把药物研成细粉，搐鼻中。吸法，用吸入某些药物的烟或蒸汽的方法治疗疾病。塞法，是将药物捣烂成丸或布绵裹之塞入孔窍，使药物发挥作用。握药法，是将峻泻药物涂于掌中，达到攻坚破积的作用。钓法，是将药物用线系定，药物至喉间复牵出，可以用于骨鲠，将异物钓出，亦可用于咽喉疾患。绑法，是将药物研制成饼，用布绵裹住，绑于身体一定部位治疗疾病，多用于气滞不通、水肿、尿闭等病证。扎指法，是用细线捆扎中指第一节，可治鼻衄。磁吸法，实质上是磁疗法，用铁屑研细，以好醋调之，煎二三沸捞取铁屑铺患处，将上好磁石一大块频频吸之，拔疮毒。骑牛法，是将患者由人扶住手足，俯伏于缓慢行走的牛背，治溺死。插鹅法，是将鹅嘴抹上香油插入患者肛门，治自缢。香橼包法，是香橼切开包在头上，里面在太阳穴处各压半个熟鸭蛋，治头风。这些外治法真是应有尽有，构思奇特，令人大开眼界。

《串雅》外治法所用药物，在剂型上有丹剂、粉剂、锭剂、膏剂等。在配剂上有酒、醋、乳汁、唾液、童便、胆汁、蜜、米、面、油、葱汁、水浸取汁等。配剂特点，是以毒攻毒为主导思想，据何国强等统计，在选药上含有雄黄的有 51 方，含有朱砂的有 29 方，含有轻粉的有 19 方，含有水银的有 7 方，含有巴豆的有 18 方，含有蟾酥的有 15 方，含有硫黄的有 13 方，以及含有黄丹、白砒、斑蝥、藤黄、大枫子、黑铅、番木鳖、牙皂、黄药子、生半夏、生乌头、闹羊花等 20 余味有毒药物的方剂。但对有毒药物的使用，能严守病机，中病即止，并列出泻毒神丹（《串雅外编·选元·奇药门》），以解砒霜毒（药用大黄、生甘草、白矾、当归，水煎数碗饮之，立时大泻则生）。且有同用相反药物的情况，取其相反相成作用。如《串雅外编·药外·杂法门》中的“缩赘瘤”，用甘草膏涂在瘤的四周，用芫花、大戟、甘遂末醋调，不碰甘草，涂在瘤的中央，瘤则缩小至“焦缩”。再如劫肿法治水肿，用“甘遂末涂腹，绕脐令满，内服甘草水，其肿渐去。若脚气上攻，结成肿核，及一切肿毒，用甘草、甘遂末，水调敷肿处，即浓煎甘草汁服，其肿可散”。

《串雅》中的外治法治疗的病种多，遍及内、外、妇、儿、眼、耳鼻喉、口腔、皮肤、美容、预防、保健等各学科及急重病的救治等，以劳动人民的常见病为主。用药部位广，张述文等统计有病灶局部、五官孔窍、脐、手心、足心、肛门、阴道、特殊部位和穴位等。既有外病外治，又有内病外治。对于暴露于体外的体表部位之病可采用局部外治法，用烟熏、汤洗、药熨、药气蒸、膏贴、吹喉等法，直接将药物达到病变部位而进行治疗。而脏腑之病也可通过贴脐、敷贴手足心或穴位等方法进行治疗。正如《理瀹骈文·略言》所阐述的外治机理："凡病多以外入，故医有外治法。""外治之理，即内治之理。外治之药，亦即内治之药。"

以《串雅》中的穴位贴敷法为例，丁一丹对其运用规律进行了总结。首先，取穴有规律。《串雅》一书中的穴位贴敷法共涉及九穴，分别为神阙、涌泉、劳宫、太阳、印堂、囟会、百会、鸠尾、太渊。穴位不同，选药也不同。对古人认为穴下或附近有重要脏器的穴位，多选无毒性、性缓和的药物，而穴下无重要脏器的穴位，选用毒性及刺激性较强的药物。运用神阙穴贴敷方占《串雅》中全部穴位贴敷方中三分之一以上，病证涉及内、外、妇、儿、传染、五官各科，主要根据疾病的性质，选配不同的药物贴敷。涌泉穴多以温热药物贴敷，用于头面五官部位的病证，且多属实热之证。其目的在于以热引热，引邪下行，起到上病下治的作用。但也有运用苦寒药物贴敷涌泉治疗实热证，此即在引邪下行的同时，加强其清热解毒的功能。如《串雅外编》中有以"黄连为末，水调敷脚心"治疗小儿赤眼。贴敷劳宫穴的药物及其主治就明显地不同于涌泉穴，其药物多选用毒性较强并具有发泡作用的药物，以治疗头面五官病证，或属于实证、急证的疾病。印堂穴贴敷用药一般如绿豆大，并多要求起泡，以加强并延长穴位的直接刺激作用，同时通过经络的作用来调整经络气血，纠正阴阳的偏盛偏衰。

其次，药物配制也有一定规律。《串雅》收集选载的穴位贴敷方，除根据辨证考虑药物配制外，尤其重视毒性药物的使用。书中穴位贴敷药物共44味，而具有一定毒性的药物就占14味，如巴豆、斑蝥、天南星、硫黄、木鳖子、蟾酥、蓖麻仁等。且这些药物使用频率较高，又喜生用，多是些厚味力猛、毒性剧烈的药物，以毒攻毒，引邪外出。《串雅》中还注意同时使用相反相畏的药物，如甘草与甘遂。利用药物之间的拮抗作用，激发药物的猛烈之性，以促进治疗效果。

第三，在操作方法上有所创新，增补多种穴位贴敷辅助操作方法以加强疗效。如药物之外再用膏药贴之，防止温热散失；药上加灸，或热烧饼敷脐，或热鸭蛋、鸡蛋外敷，或药上加碗，均是借它法的热力加强温热刺激，使药物透入经络腧穴。药物毒性较大，对皮肤刺激性较强的药物，《串雅》中运用穴位贴敷时，采取药物下贴帛的操作方法，减少对皮肤的刺激。还强调穴位贴敷的时间，在未发作时贴敷以起到预防效果；还有结合天时，“端午日”贴敷，或贴敷时“对太阳坐定”，以求天人相应，在重阳之日或阳气较旺之时贴敷，振奋机体阳气以抗邪。

赵学敏搜集的这些民间外治经验，为后世留下宝贵财富。李志安等指出，在《串雅》问世后分别刊行的外治专书《急救广生集》和《理瀹骈文》二书，在外治方法上亦都未出其窠臼。

四、选元，民间急救多活法

急救，走方医理论中称“选元”“尤有起死回生之术”。赵学敏认为这是走方医神妙之处，在《串雅外编》中以半卷篇幅进行了专篇介绍。《串雅外编·选元》下分起死门、保生门、奇药门，介绍了多种危重病伤的救治。

起死门主要针对各种原因造成的昏迷，如溺水、自缢、跌打、中毒、猝死、喉闭、急痧、患痢便血过多、妇人“血风攻脑”“产后晕绝”及小儿“惊死”。病情极危，患者昏迷随时有死亡危险，故曰“起死”。

保生门中治疗的有金疮肠出，外伤导致的损目破睛、脑破折骨，以及内科卒心急痛昏迷、痘疮邪毒内陷的危重症。这些也是需要急救来保全生命的危重症，故曰“保生”。

奇药门中则涉及中毒、舌头咬断、烧烫伤、仆打轻伤肿起等的处理，以及配合急救使用的方药。有解毒药，如解砒霜毒的泻毒神丹、解一般药毒的解药方；有麻醉药，如接骨时用的接骨散、艾灸时用的睡圣散；有小儿惊风难治用以定死生的探生散；有治舌头咬断的生舌神丹；有治烧伤烫伤的逐火丹；治仆打伤的消肿药；治毒疮的拔毒法、收口药。此外，还有一些非急救药，如治男子阳强、妇人思欲动火、鬼胎方，还有彭祖接命丹、还元丹、内府瓷壶酒等养生方，男子补益妇人种子的壬子丸及开聪明方、长发方、长齿方等补益方。可能是应“奇药”之名而列入。

此外，《串雅内编》中也有一些急救方。如《串雅内编·串药》中录有《金匮要略》备急丸大黄、巴豆、干姜，治心腹诸疾，卒暴百病。《串雅内编·单方·外治门》中以红布包土热熨治从高处坠下，木石所砟，堕马翻车，瘀血凝滞，气绝欲死者。

《串雅》中的内服急救方组方精捷，直捣病所，常以少数几味功专力大药物治疗疾病，且善用峻猛毒性药物。如《串雅外编·选元·起死门》以一二升的松节炒起青烟，冲入二三升的老黄酒，滤净灌下，治被打后昏死。《串雅外编·选元·保生门》以老葱白五茎捣膏，四两麻油灌下，治卒心急痛导致的牙关紧闭欲绝。《串雅外编·选元·起死门》治缠喉风、喉闭的华佗危病方，药用巴豆、雄黄、郁金，药性猛烈，具有涤痰、解毒、破瘀功能。根据福建省中医研究所白喉治疗研究小组的实践应用观察，用“解白散”（上方药物相同的雄黄解毒散配合《伤寒论》桔梗白散）治疗白喉引起的喉阻塞症确有良效。

《串雅》中除了传统的内服方法，还采用多种方法进行急救。如对急痧危证采用刺络法，刺舌下左右黑筋，令出紫血即愈；用灯心草蘸油火焠手足心促使苏醒以治小儿惊厥；去皮巴豆，用线穿好纳入喉中再牵出，治喉痹垂死等。除以上提到的刺络、火焠、钓法，还有纳鼻、刺鼻、熏鼻、骑牛、插鹅等外治方法。其中有一些还是独具民间特色的外治法。如骑牛法，是将患者由人扶住手足，俯伏于缓慢行走的牛背，治溺死；插鹅法，是将鹅嘴抹上香油插入患者肛门，治自缢。

这些民间急救验方和治法，以小方、土法治危重病，简便又实用，充分体现了民间医学的智慧。

五、食疗，饮食徐养亦有方

“医食同源”，食疗是广为百姓接受的调理方法，也是民间医学中的不可或缺的一部分。不过与诸多养生书乃至食疗专书相比，赵学敏在《串雅》中介绍食疗的内容篇幅不算多，可能是出于“详人所略”的考虑，又“集其屡验者”而成。

赵学敏在《串雅外编·制品·食品门》介绍了27个食疗方。这些食疗方多从调理脾胃入手，如醉茯苓、茯苓酥、络索米、养元散、龙液膏、九仙王道糕、三仙糕、长寿粉等，多用茯苓、莲子、山药、薏仁、芡实、米、面、白糖等品，有健脾胃、补虚益气作用，有些常服还可养生延年；香橙汤用橙皮、生姜、炙甘草、檀香，可宽中快气、消酒；五香鸭以人参、白术、肉桂与鸭煮烂，治胃口寒痛；莲花肚以莲子、红枣、肉桂、小茴香、白糯米与猪肚煮烂，治脾寒而痛。

又有从养阴入手的食疗方，如以生地黄与蜜为主，人参、茯苓为辅的琼玉膏，以鳗鱼补三阴不足的香鳗、鳗鱼丸，可调养劳瘵、补虚延年；以天冬为主，杏仁为辅的仙人粮可治虚劳绝伤、年老衰损、偏枯、风湿冷痹、痈疽恶疮等；天花粉一味治消渴饮水；桂末与白蜜制成桂浆渴水，可解夏月烦渴，益气消痰。

还有从补肾入手者，如八仙茶，用制杜仲、菟丝子、木鳖子、甘草、广木香、小茴香、母丁香、附子、沉香、诃子、荔枝核、锁阳、青盐、熟地黄诸药，合以六安茶，延寿固精种子；三仙酒，用龙眼肉、桂花、白糖入烧酒，治肾虚精冷。

此外，还有治感冒的川芎茶、擦牙的糟川芎、治痢疾的药梅、治病久不愈的药肺、治疟的止疟果、治水蛊肿胀的金枣仙方、补虚益气并除风湿的逡巡酒及可能起通窍作用的茶松等。多是药味不多，家庭方便制作的食疗方，例如止疟果就是酒浸荸荠，每日服两个即可。

《串雅》其他篇章亦有食疗方。如《串雅外编·制品·法制门》中的法制芽茶、香茶，与食品门的茶松类似，都是用药物加工茶叶。又如《串雅外编·制品·杂品门》中，用以除病延年的雁腹丹，是蒸置有丹砂的雁而成；还有用以生津止渴的各种“古代话梅”望梅丸、白梅丸、梅苏丸、玉泉丸，都是以药物与乌梅捣末为丸而成。

《串雅》中的民间食疗方收录虽然不多，也示人以法。通过食疗达到脾胃常健、阴液常保、肾精常满，则可以养生延年。食疗不但可以缓慢调养身体，也可以治急病如感冒、痢疾等，这就是“医食同源”。

六、取虫，取信百姓最称绝

取虫被誉为“走医第一要法”，也是走方医“四验”（一取牙，二点痣，三去翳，四捉虫）之一，往往一治见效，借以取得病家的信任。赵学敏在《串雅·凡例》中将取虫术与选元（急救）相提并论，认为“无此二门，则无由见神”。所以，《串雅外编》中对走方医特色的取虫术进行了专篇介绍。

取虫实际上涵盖了古代认为各种由“虫”所致疾病的治疗，如治疗虫牙、寄生虫（蛔虫、蛲虫等）病、疽疮瘰疬、下部痔漏、带下瘙痒、心痛、劳、癞、疠风（麻风）等。《串雅外编·取虫》介绍了43方（含2又方）。

以治虫牙方为例。治疗虫牙有9方（含1又方），有烧烟熏齿法、熨齿法、齿咬法、敷腮法、塞耳法等多种疗法，体现了“诱虫外出”或“驱虫外出”的思路。用药多为单味药，多者加香油也仅3味，且均为方便易得之物。其中5个方子里都有韭菜或韭菜根、韭菜子。其余花椒、猪肚、香油、鱼腥草、杨梅根皮、镜面草、雀麦、苦瓠叶，或是厨房常见，或是易得的草药。

这9个治虫牙方在前人本草、方书中其实已有记载。如苦瓠叶包雀麦（牛星草）熨齿方，即见于《证类本草》，引自《外台秘要》。镜面草塞耳方见于《本草纲目》引《杨氏家藏方》。鱼腥草、花椒、菜籽油捣丸塞耳方，见于《本草纲目》蕺（即鱼腥草）条下，引自《简便方》。韭菜连根捣烂敷腮方、韭根与川椒加香油同捣敷腮方、煅瓦片焙韭子烧烟熏齿方均见于《本草纲目》韭条下。另一韭子烧烟熏牙方，配合韭子煎汁漱口，见于《古今医统大全》及《种福堂公选良方》。咬猪肚方，在《本草纲目》也有类似记载。

当然，诸多本草、方书中还有更多的治虫牙方，如《本草纲目》中“百病主治药”中就对此进行了系统总结。纵观而论，不乏有毒或峻猛药物，如大黄、巴豆、附子、细辛、莽草、藤黄、乌头、草乌、天南星、芫花、莨菪子、砒霜、黄丹、轻粉、雄黄等；或名贵不易得的药物，如熊胆、蟾酥、麝香、豺皮等。相较而言，《串雅》中选取的9个虫牙方可谓简便廉验，适于走方医应用，也是走方医经验的总结，时至今日仍有借鉴的价值。

而《串雅外编·取虫》中的其他取虫方，亦多是药味简而取材便利，如以马齿苋煮水加盐、醋下腹中白虫，以桃叶熏蒸痔疮，以瓜蒌隔面饼烧砖熏蒸下部治五色带下等。但有的也会用到有毒药品，如狼毒、斑蝥、水银之类，体现了“杀虫”的思路。甚至有天灵盖、人胫骨灰等令人觉得残忍的药，以至于吴庚生在按语中特地指出可用陈年火腿骨灰代替人胫骨灰。

除《串雅外编·取虫》外，取虫术也散在于其他篇章中。如《串雅内编·截药·内治门》有虫蛊诸毒方。《串雅内编·截药·外治门》中有治疗疽疮瘰疬、下部痔漏、癞、麻风等被认为与虫有关的疾病的方药。《串雅内编·顶药》《串雅内编·串药》中均有治虫积方。《串雅内编·单方·奇病门》有治粪门出虫方。可见取虫术亦蕴含了顶、串、截三法，是走方医特色的集中体现。

赵学敏

后世影响

一、历代评价

日本·丹波元胤所撰《中国医籍考》成书于1819年，是重要的中医目录学著作，其中"本草""方论"下已载赵学敏数部著作之名，计有《本草纲目拾遗》《本草话》《奇药备考》《药性元解》《医林集腋》《养素园传信方》6部，均录为"未见，按上见于汇刻书目"，而无其他评价。

清代王学权（1730？—1810），字秉衡，为清代温病大家王士雄之曾祖，1808年起撰《医学随笔》一书，越二载，书未脱稿而终，享年81岁。是书后经其子永嘉辑注，其孙健沧校定，曾孙孟英评注付梓定名为《重庆堂随笔》。该书不但高度评价了《本草纲目拾遗》，认为其"搜罗繁富，辨正多条，尤为李氏功臣"，并"惜书无刊本，世罕知之"，而"录其切于常用者"，以传扬其说。所录内容并非原文抄录，而是对其内容进行了归纳提炼，间有注与刊，约有七千字。其中录有半数以上《本草纲目拾遗·正误》内容，计有18条，另有冬虫夏草、米油、丁香油等7条，多有注与刊，可见为王氏祖孙心得。杨照黎在《重庆堂随笔·总评》中也指出："赵恕轩《纲目拾遗》辨李氏之缺谬，最为精当。"但其"公摄其精华，附诸此编，所余者皆糟粕也，读者不必生不见全书之憾"之语则有所偏颇。

王士雄（1808—1868）在《重庆堂随笔》所录《本草纲目拾遗》内容之后刊言："恕轩先生钱塘人，著《利济十二种》:《本草纲目拾遗》10卷，《医林集腋》16卷，《祝由录验》4卷，《本草话》22卷，《花药小名录》4卷，《摄生闲览》4卷，《奇药备考》6卷，《养素园传信方》6卷，《囊露集》4卷，

《串雅》8卷，《升降秘要》2卷，《药性元解》4卷。载桐乡顾菉厓《书目合编》。惜书多未梓，惟望藏其全稿者力谋寿世为幸。”不但完整转录了《利济十二种》书目，且对刊行赵学敏之书提出了呼吁，亦见其对赵学敏著作爱惜之心。

王士雄在《医砭·宗传》中按语对历代本草大家进行点评，也指出“《本草纲目》，可谓集诸氏之大成矣。踵之者，有刘若金之《本草述》、倪纯宇之《本草汇言》，赵恕轩之《纲目拾遗》，尤足以补李氏之阙失”，不过其更推崇卢子繇（卢之颐）《本草乘雅半偈》与邹润安（邹澍）《本经疏证》，认为前述诸家“然皆不过贯穿融汇于金元诸名家而已”，而此二者“力追上古，直溯长沙，抉发精微，推阐尽致，扫尽诸家芜秽而归于至当。学者幸生其后，得读其书，从此而心惟神悟，深造有得，庶上接神农之一脉哉”。

陆以湉（1802—1865）《冷庐医话·今书》对清代医书中足资取法者进行论述，或简要评价，或摘要评点。如“本朝医学极盛，医书亦大备……本草之书，刘若金（《本草述》）、卢子繇（《本草乘雅半偈》）、倪纯宇（《本草汇言》）、张隐庵（《本草崇原》）、张路玉（《本经逢原》）、邹润庵（《本经疏证》）、赵恕轩（《本草纲目拾遗》），罔不领异标新，足资玩索”。其中，《本草纲目拾遗》位列数种本草专著之中，得到高度肯定。而其论及《串雅》，更是大段摘录其《自序》与《绪论》内容，称“钱塘赵恕轩学敏《串雅内外编》，皆走方术。谓走方之药，上行者曰顶，多主吐；下行者曰串，多主泻；顶串而外，则曰截。截，绝也，如绝害然。此即古汗、吐、下三治也。又谓走方有三字诀，一曰贱，药物不取贵也；二曰验，下咽即能去病也；三曰便，山林僻邑仓卒即有。能守三字之诀，便是能品。其自序谓幼嗜岐黄家言，性尤好奇，闻走医中有顶串诸术，操技神而奏效捷，以此获食，其徒侣多动色相戒，秘不轻授，又多一知半解，罕有贯通者，以故欲宏览而无由。宗子柏云：挟是术且老矣。戊寅航海归，质其道，皆有奥理，顾其方，旁涉元禁，琐及游戏，未免夸新斗异，为国医所不道，因取其所授，重加芟订，存其可济于世，合余平昔所录奇方，汇成一编，名曰《串雅》。不欲泯其实也，并矫奇而归于雅，使后之习是术者，不致为庸俗所诋淇云云”。在对该书进行如上较为详细的介绍后，又加评点，提出个人观点，言：“然观其所载，多兴阳之方，大半热药，如天雄、附子、草乌、肉桂、硫黄、阿芙蓉、淫羊藿、鹿茸、蚕蛾等味，用之必致为害，且导人以纵欲，亦非大雅所当言也。”虽如此，陆氏依然认为该书极具价值，故提出：“此书无刊本，好事者若以付梓，当更为芟订，庶几尽善。”

赵晴初（1823—1895）《存存斋医话稿》共74则医话，不分类别，不拘体例，不立标题，记其所见所闻及心得，阐述医理，辨证用药，改正本草，评论医家。该书卷二对《串雅》绪论进行了长篇摘录，言：“钱塘赵恕轩，名学敏，一字依吉。撰利济十二种，其《串雅》一种，书分内外两编。类皆草泽医所传诸方法，世所谓走方，手持虎刺，游食江湖者是也……恕轩取其所授，为芟订之，名曰《串雅》，不欲泯其实，并欲矫奇，而俾归于雅也。且谓此书虽尽删其不经之法，而不能尽绝其传。故述其大概如是，业医者不可不知。”其后又有按语曰：“《串雅》中方，多有散见于诸书者。如《内编》首列韩飞霞黄鹤丹、青囊丸，推为游方之祖方云。”

谢观（1880—1950）《中国医学源流论》对《串雅》《本草纲目拾遗》及赵学敏的学术贡献均予较高评价。《中国医学源流论·铃医秘方》说：“近世惟赵恕轩性本好奇，于江湖方技搜辑至多。其时又适有宗柏云者，挟是术遍游南北，远近震其名。恕轩遂从问其术，参以前此所得，以成《串雅》一篇，其治法虽不尽纯，而实于古义为近。不惟足资国医之攻错，亦且足为考古者参证之资，实可宝也。”《中国医学源流论·本草学》说：“李氏《纲目》之后，能搜遗补阙，以匡其所不逮者，莫如赵恕轩之《本草纲目拾遗》。此书之意，以完备为主，故凡《纲目》所已载而治疗未备、根实未详者，仍为补入；其《纲目》所未载者，虽珍贵罕见之物，亦无所遗;《纲目》之仅列其名，而无主治者，亦悉录入;《纲目》分部之误者，并为订正；惟人部无所增。例言谓苟欲求遗，必至于隐怪残贼中搜罗也。"《中国医学源流论·本草学》及《中国医学源流论·祝由科》还提及"利济十二种"中《祝由录验》等其他十种书，指出:"《拾遗》例言谓，他日拟作《待用本草》，将宇宙间可入药之物，未经前人收采者，合为一书，可谓洋洋大观。今除《拾遗》及《串雅》外，均未见传本，或疑其书未成，然要为晚近一大家也。"

由上可见，赵学敏其人，因其传世之《串雅》与《本草纲目拾遗》，被认为是"晚近一大家"。《串雅》其书，因其在发扬民间医学方面的独特贡献，为后世所称道，并对其应用进行了讨论。而《本草纲目拾遗》更是被认为"足以补李氏之阙失"，是《本草纲目》之后的重要本草著作。在二书尚未刊刻普及之时，多有医家提倡刊刻校订。而赵学敏其他未能流传之作，如《利济十二种》中的另十种著作，也得到了王士雄寻全稿付梓的呼吁。

二、后世发挥

赵学敏在民间医学与本草学方面做出的重大贡献，得到了后世的认可。《串雅》之书、之方、之论，启发后人，使之临床得益，更有景仰者作书补其未备，名曰《串雅补》。而《本草纲目拾遗》被认可为《本草纲目》之续，成为后世论本草必参之书，后世言本草者或引述其论，或与前人相较阐发新义，发挥甚多。其中有价值之药论亦数不胜数，可启发临床者颇多。以下合二书而论，分别介绍后世补注其书、作书补其未备、引述其论、活用其方、评点药论发挥新义的情况。

（一）补注其书

吴庚生，字平格，清末浙江钱塘县人，从名医马培之学习，精于医学。光绪年间许增重刊《串雅》时，吴氏应邀为该书进行补注，结合自己的临床经验体会和阅历对本书进行了整理、考释和编加按语。现存《串雅内编》中其按语共 81 条，《串雅外编》中其按语 113 条，从考证方源、验证疗效、论适用范围与禁忌证、补充验方、考证药物、修订用药及补充注意事项等多方面进行补注，使之更加有利于临床使用。按语中也间有其自己的学术思想体现，刘荣喜等对此进行了研究。

1. 考证方源

《串雅》所录之方，部分源自走方医，部分源自赵学敏所抄录验方。一些口传心授之方，亦是其来有自，可见于前人方书。吴庚生在按语中注意注录方源，并与原方进行比对，加以补充，提示注意事项。如《串雅内编·卷一·截药·内治门》仙传急风散条，庚生按曰："此方见于《鸡鸣录》，治痰热痉厥即急惊风，如治大人痰厥类中，则须每服三五钱，亦用生蜜调服，无不验者。"《串雅内编·卷三·串药》八宝串条，庚生按曰："此方出《石室秘录》，又见于《观聚方要补》……《观聚方》茯苓用五两，宜从之，此物淡而无味也。《观聚方》陈皮用五分，宜从之，否则太嫌破气矣。"《串雅内编·卷一·截药·总治门》仙桃丸条，庚生按曰："此即古方乌龙丹，以威灵仙易麝香耳。"又如《串雅外编·卷二·药外·熏法门》熏嗽条，方中并无剂量，庚生按语指出"此方见宋本《救急备用方》"，并将原方剂量与注意事项详细注录。

2. 验证疗效

吴庚生很欣赏走方医药的便捷效果，说"编中所载各方，用之得宜，奏效自捷"（《串雅内编·卷一·截药·总治门》青囊丸条）。他使用《串雅》一书中的方剂，许多都取得了较好的疗效，补注在其按语中。如《串雅内编·卷一·单方·外治门》汤火伤条下按曰："此方屡经试验，极效。"《串雅内编·卷三·串药》八宝串条下曰："予尝试之，极有效。"《串雅内编·卷一·截药·内治门》珍珠滚痰丸条下说："此方治痰极有效。"《串雅内编·卷二·截药·杂治门》取轻粉条，指出轻粉治疗杨梅疮毒为明清医家所习用，一般能很快起效，但本品有毒，久用必现"筋骨疼痛，囟低音嘶"等中毒症状，而此方治疗轻粉中毒"平妥而有奇功"，且"杨梅疮用之亦有神效"，是一举两得的好方。《串雅外编·卷一·选元·奇药门》逐火丹条，不但用"用辄见功""屡用屡效""真神方也"肯定了疗效，还对此方进行了方解，指出"惟不可加减分量"。甚至对于《串雅外编·制品·伪品门》中提到的伪品制法，吴庚生也从实用的角度进行验证，指出其中一种伪品冰片，用于眼药、吹药、牙痛药，"比冰片妙""常实用有效"，在冰片难得的情况下可以作为代用品。

吴庚生对疗效不甚理想的方剂，也在按语中指出，有时还提出修订意见，或给出有效验方。如《串雅外编·卷二·药外·贴法门》难产仙方条，庚生按："此法未妥，下'如神丹'亦不可用。"《串雅外编·卷二·药外·针法门》猢狲痨条，庚生按："此法只能验病之轻重，不能去疾，须另求方药施治也。近时村媪每以挑痞为名，即此法也。"《串雅外编·卷一·选元·起死门》急痧将死条，庚生按曰："须并刺委中方效，委中在腿湾正中。"《串雅内编·卷二·截药·外治门》代刀膏条，方治"肿毒数日内有脓不得自破头"者及洗腐肉，吴庚生指出："用此破头虽效，然往往内溃太甚，沿烂好肉，不若待其脓足时，以刀针穿破为妙。至用此方洗腐肉，痛不可当，切弗轻用！"《串雅外编·卷二·药外·杂法门》香橼包法条，该方用于治头风，庚生按："头风方法，或效或否。惟竹阁《经验备急方》中，有石氏乌辛茶，极灵极验。庚生亦屡以治人有效，特录于后。"

3. 论适用范围与禁忌证

走方医药注重简便廉验，往往失于辨证，所言适用范围宽泛。吴庚生认为，使用走方医药时应“详审病人体质之虚实，证之寒热，慎勿妄投致误”（《串雅内编·卷一·截药·总治门》青囊丸条），按语中多处强调辨证，指出方剂的适用范围与禁忌证，避免后人误用。如《串雅内编·卷一·截药·总治门》蜜犀丸条，指出：“小儿惊风有急慢之别，二者判若天渊，古今方书每混合不分。殊不知急惊属火、属痰、属实者多，慢惊属风属寒、属虚者多。此方内有川乌、牙皂、麻黄、冰片诸品辛燥升散，开窍祛风，投之急惊，恐小儿稚阴稚阳难禁耗散，惟内有实火实痰者，尚可无害。倘误施之慢惊脾虚生风之症，恐下咽立毙矣，慎之慎之。”《串雅内编·卷一·截药·总治门》仙桃丸条，庚生按：“此即古方乌龙丹，以威灵仙易麝香耳。风痹诸症虚实参半，不可不慎，如治跌仆伤闪，及有风邪有瘀血者为宜，然亦不可多服久服。”《串雅内编·卷三·顶药》碧霞丹条，按曰：“此方惟实证中痰中风，及大人食闭、小儿痰闭可用。”《串雅外编·卷一·选元·奇药门》开聪明方条，用荷梗与何首乌，庚生按指出荷梗极利小便，“凡有滑精遗泄者，不可服”。

吴庚生还根据自己应用经验，指出方治有效及无效者，限定适用范围。如《串雅外编·卷二·药外·杂法门》缩赘瘤条，庚生按：“此法用圈痰瘤、痰核，可以逐渐收小。如血瘤、筋瘤等症，无效。”《串雅内编·卷二·截药·外治门》发背药膏条，按语言：“此方破溃后用之最效。若未溃、未出大脓，非所宜也。”

此外，吴庚生还指出一些用药峻猛的方要慎用。如《串雅内编·卷一·截药·内治门》开聋条，指出：“此方用蝎至49枚，过于峻猛，切宜慎用。”《串雅内编·卷二·截药·外治门》红升丹条，庚生按“此法即外科一条枪法，不可乱用”，指出近时疡医见疮疡不收口即认为有管，用插药烂化，常致痼疾；而根据其自身治外疡的临床经验，不行此法生肌长肉奏效如常；认为临床少用升丹，如需用也须用陈至五七年者方可，“如系背疮及胸腹诸处疮之溃大者，更须慎用”，否则可能疮未愈而升药热毒攻入腹内。

4. 补充验方

吴庚生在全书按语中共提供了81首单、验方，其中《串雅内编》47首，《串雅外编》34首，便于临床选用，拓宽了思路，其中包括师承方、自己经验方、收集民间与前人验方。

吴庚生是孟河名医马培之的弟子，在其按语中辑录了一些马氏的验方、秘方，对保存和发挥马氏经验起到积极的作用。如《串雅内编·卷三·单方·内治门》哮喘条下录“马氏治吼喘秘方”，方同《摄生众妙方》中所载的“定喘汤”方，但用量较原方减少，略有变动。又如《串雅内编·卷四·单方·杂治门》猘犬咬伤条下收录“孟河马氏一方”，并说“予曾试验，极效”。另外还记载了马氏诊治血痣（《串雅内编·卷二·截药·外治门》取血痣饼条）、乳岩（《串雅内编·卷四·单方外治门》乳岩条）等的经验。

吴庚生在按语中也收录自己的临床治验。如《串雅内编·卷一·截药·内治门》膈气暂开关方条下，庚生按曰：“膈症乃情志之病，治疗綦难。予尝以启膈散治愈数人。”并录方于按语中。此方与清代医家程钟龄《医学心悟》程氏启膈散所载药物基本相同，唯剂量略有不同，或许正是其临床经验所在。《串雅内编·卷三·单方·内治门》金粟丸条下，吴庚生按语中则介绍了自己“治久嗽颇效”的一个经验方。《串雅外编·卷二·药外·熏法门》女人病邪条，吴庚生认为此症“半属忧郁，半属痰气”，介绍自己“尝以逍遥散及苏合丸随症加减，颇有捷效”。

吴庚生在按语中还收录了许多源于民间及前人记载的效验方，甚至西医治疗方法。如《串雅内编·卷二·截药·外治门》天下第一金疮药条按语中说:“予尝见金姓伤科,常用黑白二药,功效如响,因求其方,试用神验,药虽平淡,实有奇功,不可忽视。”另外还有武林邵氏传单方(治气臌、水臌)、上元张立侯口传方(治疟疾)、蔡月笙家紫玉膏方(治一切疑难外症,无名肿毒)、莫氏方(治胃气痛)、华阴李孝廉方(治小儿痞积日久)、杨氏秘方(治乳痈,兼治肿毒初起)、江湖卖艺者方(治跌打损伤)、杭妇郑姓者得方(治乳岩)、毕驿丞桃壳灸法(治诸毒初起)、走医白雪方(治一切痰)、京都玉带膏(治牙痛)等。前人记载的有效方剂,如《香祖笔记》治水肿方、《药谱明疗》治血崩方、赵晴初《存存斋医话》治水肿脚气方、吴瑞《本草》灸惊风方、竹阁《经验备急方》石室乌辛茶(治头风)、古方蛤蜊散(治时行痰嗽)、古全甲散(治麻风)、圆明散(治哮喘)等。按语中还收录西医的治疗方法,如《串雅外编·卷三·制品·伪品门》假象皮膏条下按“西医有象皮膏,治一切伤口如神”,并注录制法用法于下;《串雅内编·卷四·单方·外治门》火烧伤条,所载敷药验方之一,“此西人方也,屡试神验”;《杂治门》蜈蚣咬伤条,按“西人治蜈蚣咬,以白胡椒口嚼涂之,良已”等。

5. 考证药物

吴庚生按语对一些涉及的药物辨别品类,考订功用。《串雅内编·卷一·截药·内治门》灵宝化积膏条,用到中药“两头尖”。“两头尖”之名最早见于陶弘景《本草经集注》,指雄鼠屎,此说后世较为通行。吴氏在按语中指出,本方中的“两头尖”不是雄鼠粪,“形类鼠矢而稍大,味辛微苦,出关东等处”。据查考,称为“两头尖”的中药有“竹节香附”“草乌头”“雄鼠粪”“川乌”“天葵子”。根据吴氏的描述,“两头尖”当指“竹节香附”,本品主产东北(即古称“关东”),性味辛热有毒。明·李中立《本草原始》认为其“多入膏药中用”,与吴氏记述完全吻合。

《串雅内编·卷二·截药·杂治门》治中河豚毒条,方用索粉水调绛香末。据考刘荣喜等考证“索粉”一词，历代书籍未有记载，今苏北、苏中地区仍有这种称呼法。“索粉”即粉丝也，此乃方言，吴氏记载可补史籍之缺。索粉水，即制作绿豆粉丝时沥出的水。吴氏指出“用索粉水者，取绿豆之解毒也”，但当时许多作坊在制作“索粉”时，常掺入黄豆、蚕豆等，成分混杂，影响其解毒效果，因此建议人们直接用绿豆打碎煎水服用。可见其日常观察之仔细，临床用药之精审。

吴氏还考证了细叶马齿苋即马牙半支莲，介绍其植物形态特点，采收特点及功效、主治疗效。还详细介绍了千里光的别名、生长环境、植物形态、生长过程、采集时间及主治功用，认为本品为“外科圣药”；介绍了金钱重楼、青藤（青风藤）的生长环境、植物形态与功效；介绍乌叠泥（孩儿茶）的别名、产地、制法；并对夜明砂、茉莉花根、方解石、生铜绿、剪草、粥油、白茉莉等药物的特征或性味、功效、用法等进行了论述；指出毛屎梯必须配伍柏花一起用。

6. 修订用药

吴庚生根据自己临床经验，在按语中指出一些方中他认为不妥的药物，提出自己的见解。如《串雅内编·卷一·截药·内治门》血臌条，庚生按：“此方水蛭一味，太觉猛峻，且此物虽经煅研，见水复活，患臌之人，正气必虚，脏腑必弱，如果贻害，岂非大患，不若改用夜明砂为妥。蚊之吮血，不减蛭虫，夜明砂乃食蚊而化者也，本草称其能下死胎，则其能攻蓄血明矣。”又如《串雅内编·卷一·截药·内治门》截障条，方中用到蛇蜕，庚生指出：“须慎择洗净，余恐有毒。予尝以二三眠蝉蜕治障翳，极效，胜用蛇蜕也。”

吴庚生还根据对药物的考证，给出了修订意见。如《串雅内编·卷二·截药·外治门》破瘿点药条，方中用到鹊粪、莺粪，吴庚生指出此二药“古方未见取用，疑是鸽粪、鹰粪之讹”。《串雅内编·卷三·顶药》青绿顶条，吴庚生细绎方意，考其性味功效，并参照方源《药谱明疗》铜绿条下碧林丹，认为方中生石绿疑即生铜绿。《串雅内编・卷四・单方・奇病门》伐毛丹条，据硇砂药性猛烈，方中用量过多，指出硇砂疑是硼砂之误。

对于峻猛、有毒或易于伤正耗气的方药，吴氏常附以平和之剂，供临证使用。如《串雅内编・卷一・截药・总治门》发汗散条，原方用麻黄、绿豆粉等量调服，发汗力较强，“即时汗出”。他认为“加入甘草一味，更为妥善”“惟服时须量强弱加减”，并推荐较为平和的椒杏丸供选用。《串雅外编・卷二・药外・蒸法门》千金神草方条，治风湿瘫痪，用到蓖麻子或叶 0.5 ～ 1kg，吴庚生指出蓖麻子性极烈，“恶可浪施”，且瘫痪半由气血虚弱，建议斟酌用药，“或用鲜叶较妥，或用蚕砂、黑豆为妙”。《串雅内编・卷四・单方・外治门》乳岩条下，关于乳岩破后所用蟹壳方，吴庚生指出该方“颇有效，惟不宜多服。多则每至头昏作呕”，且蟹壳蟹爪能堕胎，因此“有娠者慎勿误投”，后介绍其师马培之经验是逍遥散加减，并附一患者介绍的验方。

吴庚生按语中，对一些方中药物的种类、使用部位也加以补充说明，如《串雅内编・卷二・截药・外治门》开刀麻药条，庚生按：“草乌、川乌宜用尖；半夏宜用生，或胡椒末亦可。用烧酒调，更速。”又如《串雅内编・卷一・截药・内治门》截障条，方中用到蛇蜕，并用麻油炒，庚生按：“蛇蜕须用麻油炒，并择乌梢及菜花蛇为佳，每条约重三钱最妙。须慎择洗净，余恐有毒。”《串雅内编・卷三・单方・内治门》目生翳膜条，方中用到细料白瓷钟，煅过研极细末筛过，加雄黄为末点眼，再拔翳膜，庚生按语指出“须择旧碎瓷，如哥窑、白定、粉澄、明建等瓷，用之方可；且须细研细筛，用水飞过，研至无声为妙。一或不慎，无益有损。新者万不可用”！

7. 补充注意事项

吴庚生在按语中注意根据自己用方的经验，补充用药的注意事项，使得用方更具有可行性。如《串雅外编·卷二·药外·针法门》灸耳聋条，方中用湿土瓜根削半寸塞耳内再行艾灸，庚生按："根须削一头尖，一头平，插入耳中。"《串雅内编·卷三·顶药》巴霜顶条，按语强调"巴豆宜去油取霜，方可用"。又如《串雅内编·卷一·截药·内治门》红药丸条，仅有丸药制法，庚生按中肯定疗效，并详细介绍了自己临床用法，按曰："此方治夏秋霍乱转筋，及一切受寒腹痛，极效。予尝以红药丸方加肉桂一钱，为散，每用二三分，置脐眼上，用寻常膏药盖之。其症之重者，更以艾火安于膏药面上炷之，或以热茶壶熨之，神效非常。"吴氏将用方过程中发现不可行之处也写入了按语，如《串雅内编·卷一·截药·内治门》耳聋开窍奇方条，方用鱼取脑蒸油，庚生按指出："予屡试不得其法；即不破开，亦不能出油。或别有制法耶？俟考。"

8. 吴庚生补注特点

吴庚生补注，不仅从方源、药物考证上使得《串雅》之书可读性增强，更从实际应用出发，修订了不妥的药物，注明了适用范围与禁忌证，补充了大量关于疗效的临床证据，以及相关验方，并且对于用方注意事项的细节上加以注明，使得《串雅》之方更具有实用性。而他本人的学术背景和临床实践，使得他的补注有重外科和中西医结合的特点。

吴庚生师从马培之习医，而马氏以外科名于当时，所以吴氏学有所承。全书按语中，有关外科理论、治疗与外治的按语过半，可见他于外科辨治尤见其长，且见解独到。如消毒散条原书认为本方可用于治疗"初生多骨疽"，但吴氏指出多骨疽属阴者多，此方只宜于痈疽等阳毒之证，于多骨疽不甚相宜，提醒人们临床选用本方时应注意。在其他按语中，他多处提醒人们选方用药的时机，或溃或未溃，或脓或未成脓，可谓苦口婆心。

在《串雅内编·卷二·截药·外治门》红升丹条按语中，吴氏否认了外科流行的所谓“管”的说法。疮疡久不收口，时医认为中有瘘管，吴氏认为“脓出之路即名为管”，而不是患处真有“管”这个东西，并说:“予手治外疡不少，从未知拔管割管之事，而生肌长肉，奏效如常。”《串雅外编·药外·熏法门》关于喉闭的几条按语中，吴庚生论及了自己对于喉闭病机、治法的认识，几个经验方及临床所见几种误治预后，指出外治刺法不如吹药。在《串雅内编·卷四·奇病门》恶肉毒疮条下，吴庚生还记录了自己临床见过多例，记载了其临床表现及手术过程，术后用药收口即痊愈。

吴庚生“在沪与西人相处最久”，积极吸收西方医学的医药知识，在医学理论上可以说是主张中西医结合的。首先，他对西方医药非常了解，如在《串雅外编·卷三·制品·用品门》灌顶油条，原方言“此为大食国胡商方”，方中有生油，庚生按“此方是泰西所传。所用各药，今皆通行。惟生油未见经用，西国尝用花生油、橄榄油、蓖麻油，此或花生油也。”他在其他按语中也多处收录了西人的验方。其次，他能从西医理论中得到启迪，指导中医药治疗。在《串雅内编·卷一·截药·内治门》截臌条按语中，他借鉴西医的理论，提出治疗水臌之症应配合活血化瘀之品，“予尝推其理（指西医理论）以用药。每于治胀药中，佐以行血通络之品，往往获效”。既往医家认为本病多从脾虚和水饮论治，他的这一理论对临床有较大指导意义。第三，他在按语中还能指出当时西医治疗的一些弊端。如《串雅内编·卷二·截药·外治门》枯瘤散条，按语指出瘿瘤二症虽异实同，有可去与不可去之分，“近来西医不问可破与否，一概刀割线扎，其立除患苦者固多，而气脱血尽而毙者亦复不少”。同时也指出中医不能犯同样的错误，“西医器精手敏，而又有奇验之药水、药散以济之，尚复如此，瘤固可轻言破乎”。

综上所述，吴庚生作为马培之的门生，在中医临床和理论上及中西医结合等方面多有建树，其对《串雅》的补注使《串雅》之书更具有实用价值。

（二）补其未备

清嘉庆道光年间，浙江三桥（今武康县境）人鲁照，及乾嘉时期高官朱珪（字石君，号南厓）景仰赵学敏在传播民间医学方面做出的贡献，进一步搜集相关资料，作《串雅补》，于道光五年（1825）成书。其自序曰："方士尝言：一顶二串，湖海走遍。其方各承师技，多有名同药异。守诀为衣食谋，虽妻儿不知，因药霸而难与人言也。顾方术有四：一顶二串三抵四色。何谓顶？顶者，涌汗也。烧丹亦谓顶。串者，攻下也。毒药亦谓串。抵者，偏药抵金以欺人也。色者，拔牙、点痣、熨烙、火罐，诸戏谓色样也。恕轩所集《串雅》，与方士所传不同。然观其门分截禁，而法不外抵、色。其所云七十二截，抑或另是别传。予前二十年，尝网罗方士诸术，淘汰成编，久藏敝簏。因恕轩书多，不备择，其尤雅者类，仍其旧曰顶、串、抵、色，以其补所未备也，颜之曰《串雅补》。"落款"鲁照、南厓，道光五年腊月中旬三桥录于复经室"。

《串雅补》全书5卷，列为顶方（60首）、串方（90首）、抵方（18首）、色方（9首）、皮行通用方（18首）五门，凡195则。第一卷为鲁照所辑，后四卷为朱珪所辑。胡永盛总结《串雅补》的特色如下。

首先，编著体例独特，一顶、二串、三抵、四色、皮行等方收载俱全，以补《串雅》所未备。虽说是"网罗方士所传，淘汰成编"，其实为使许多民间医验方免于失传，显然不尽限于"择其尤雅者"，保存了散在民间授受有自、流传下来的医方，其中有一部分方药不经见于传本医药文献，不易从其他方面找到佐证，正是民间医学长期积累起来的珍贵的遗产。

其次，《串雅补》中还特别提出"断子法"。记述有关避孕和人工流产的方子达23首之多，这也是在许多传本医药文献中十分少见的内容。

第三，在方药临床应用上别具一格。虽然方药峻烈含有“药霸”之品不少，使用时一定要仔细审慎。可是它那非同凡品处，往往可以考见其用意所在，用药之独到之处。何况其所用毒剧峻烈药物都有经过特定的炮制处理。举凡这些，临床体验所得的见解，甚得制方之妙，应该与一般因袭成方辑集有所区别。如书中发明番木鳖（马钱子）功用，甚为精切，若不是热谙药性、长期实践，是总结不出来的。

《串雅补》相当于赵学敏《串雅》的续编，包含了民间医学的宝贵经验，值得我们发掘、整理、提高。

（三）引述其论

清代温病大家王士雄（1808—1868）对《串雅》内容很熟悉，引其医论作据如手到拈来。如其在《温热经纬·卷四·薛生白湿热病篇》中论湿热证初起，按语说：“此释甚是。病在上焦，浊邪未结，故可越之，若已结在中焦，岂可引吐，不但湿热证，吐法宜慎也，即痰饮证之宜于取吐者，亦有辨别要诀。赵恕轩《串雅》云：宜吐之证，必须看痰色，吐在壁上，须在痰干之后，有光亮如蜗牛之涎者，无论痰在何经，皆可吐也。若痰干之后，无光亮之色者，切忌用吐，彼验痰渍，此验舌苔，用吐者识之。”所引原文在《串雅内编·卷三·顶药》瓜蒂散方论中，赵学敏曰：“凡宜吐之症，必须看痰。吐在壁上有亮光者，放心吐之。余则皆忌。光亮者，如蜗牛之涎一样光亮也。但看见光亮者，无论其痰上、中、下，皆宜吐之。此光亮之色，必须俟其痰迹干，而分辨之；不可据其湿痰时，而即以为光亮也。”可见，赵学敏对痰证吐法有独特的心得，而王士雄也对其论熟稔于心，方能随手拈来，附论于他书之后。

王士雄对《本草纲目拾遗》也十分熟悉。如其在《续名医类案·卷十四·膈》中的许广川血膈不治案下大段《本草纲目拾遗·卷五》有关石打穿与铁筅帚的内容，并说：“按赵氏所引数说观之，石筅帚之绿茎而方，与此道人所说方梗绿叶相似。但道人所指不言开何色花，亦不言茎有紫线纹。而赵氏所引但言方茎而不言有凹，与状似益母，其是一是二，难以悬拟。然此间的有此等治膈之草，则确无可疑，存之以俟识者。”又如，其在《古今医案按选·卷四·咽喉》马铭鞠治倪仲昭案“连日不食，胃气大虚，故呕且呃，命以白米三升淘净，大锅煮粥，取锅面团结之粥油与食”下按语曰：“赵恕轩云：粥油能补人精”。“粥油能补人精”之语源自《本草纲目拾遗·卷八·诸谷部·米油》，赵学敏曰：“此乃滚粥锅内煎起沫酽，滑如膏油者是也。其力能实毛窍，最肥人，用大锅能煮五升米以上者，其油良。越医全丹若云：黑瘦者食之，百日即肥白，以其滋阴之功，胜于熟地也。每日能撇出一碗，淡服最佳。若近人以熟粥绞汁为米油，未免力薄矣。味甘性平，滋阴长力，肥五脏百窍，利小便通淋。”下列米油用于精清不孕之例“紫林单方：用煮米粥滚锅中面上米沫浮面者，取起，加炼过食盐少许，空心服下，其精自浓，即孕矣”。王士雄将其提炼为“粥油能补人精”数语，见其功力。

《本草纲目拾遗》“粥油能补人精”之论，赵晴初（1823—1895）亦曾得益。其《存存斋医话稿·卷一》录有一案，言：“余治一暑湿证，已热退神清，胃动进食矣，忽急柬邀诊。仍发热神昏，更加气喘。细询因吃粥油三四盏，遂致此。余力辞。病竟不起。阅《本草纲目拾遗》言：‘粥油能实毛窍，滋阴之功胜熟地。’暑湿初愈服此，安得不复发而增剧耶。又袁了凡先生曰：‘煮粥饭。中有厚汁滚作一团者。此米之精液。食之最能补精。’又紫竹林单方治精清不孕方，用粥油，日日取起，加炼过盐少许，空心服下，其精自浓。”此案乃暑湿证因食粥油复发不愈，其关键在于粥油滋阴补精，正应证了《本草纲目拾遗》中的药论。

与王士雄同时代的清末医家柳宝诒（1842—1901）也得益于《本草纲目拾遗》，在《柳宝诒医论医案》中的医论“吕文清痢疾论治”中论鸦胆子的应用，谓："鸦胆子即苦参子，濒湖《本草纲目》不载其能治痢疾，惟赵恕轩《本草纲目拾遗》盛推其治痢之功。"

清末医家罗越峰《疑难急证简方》（1895年）亦曾引用《本草纲目拾遗》中的药论。如《疑难急症简方·卷二·胎》"久惯小产"条下引《本草纲目拾遗》言："凡妇人三个月，久惯小产，百药不效者。梅梗三五条，煎浓汤饮之。复饮龙眼汤，无有不保者。"该方出自《本草纲目拾遗·卷七·果部》"梅梗"条下，引自《道德集》，名为保产神效方。又如《疑难急症简方·卷三·痢症》"噤口痢"条下，又方取《本草纲目拾遗》之方曰："白燕窝（二钱）、人参（四分）水煎，徐徐服之。"该方出自《本草纲目拾遗·卷九·禽部》"燕窝"条下，引自《救生苦海》，并言："水七分，隔水炖熟，徐徐食之，立效。"

此外，清末医家陆以湉（1802—1865）也曾读《本草纲目拾遗》，其1858年成书的《冷庐医话》之卷三"噎"中有按曰："石打穿，《本草》罕见，至《本草纲目拾遗》始载其功用，然世人识之者鲜，即或识之，亦未必信而肯服。余谓噎症初起，莫如《医学心悟》之启膈散。"

到民国年间，赵学敏的著作被医家引用愈加频繁。如何廉臣（1861—1929）在《湿温时疫治疗法·第四章卫生及预防·第二节未病之预防》（1913年）其经验方疟疾五神丹（姜半夏八钱，京川贝一两二钱，青皮八钱，全青蒿一两，金鸡勒二钱。共研细末，淡姜水和丸，如绿豆大，朱砂为衣，每服一钱。）之下按曰："钱塘赵恕轩《本草纲目拾遗》云：金鸡勒，细枝中空，俨如去骨远志，味苦性热，能达营卫，行气血，用以治疟，一服即愈。此方从仪征杨赓起军门家传秘方，参酌而出，经验多人，历试不爽，妙在并无后患，功在金鸡纳霜丸之上，用敢公布。"而其在《重订广温热论》又引用了《串雅》中的珍珠滚痰丸方。

张锡纯（1860—1933）于1929年春，阅读当时上海的《幸福医学报》

(《幸福报》，1928年创刊)，其上记载了一个误用藤黄，治愈走马牙疳案例，觉得很有价值，转载于自己的《医学衷中参西录·医方·治牙疳方》中。无独有偶，张山雷(1872—1934)也将此案例转载于《本草正义》(1932年三订排印)藤黄条下。该文原作者诸葛岐，1927年见一四岁儿患走马牙疳，"起才三日，牙龈腐化，门牙已脱数枚，下唇亦溃穿，其势甚剧"，书生石膏、生知母、生打寒水石、象贝等为方与之，同行倪景迁告知可用牛黄研末，外渗腐烂之处，抑或可治。而患者家属误以为所言为藤黄，亟购藤黄，屑而掺之，一掺则腐势即定，滋水不流，渐以结痂落痂，止三日耳。内服石膏等一方，亦仅三服，此儿获愈。诸葛岐感慨道："岐无意中经此见闻，则藤黄确能速愈走马牙疳，录为药学史中辟一新纪元，是胡可以不志。尝考李氏《纲目》蔓草类中曾载藤黄，而功用甚略，至赵恕轩《本草纲目拾遗》，言之甚详，虽曰有毒，而可为内服之药，则本非大毒之品。赵引《粤志》，且谓其性最寒，能治眼疾；又谓性酸涩，疗痈疽，止血，化毒，敛金疮，亦能杀虫；又同麻油、白蜡熬膏，敷金疮、汤火等伤，止疼止血，收口，取效如神；而其余消肿围毒之用，又甚多。可知此药竟是外科中绝妙良品，而世多不知用者，误于李氏《海药本草》有毒之两字，而张石顽更以能治虫牙蛀齿，点之即落，而附会为毒能损骨伤肾，于是畏之甚于蛇蝎，尚不知石顽之说，殊不可信。今之画家，常以入口，虽曰与花青并用，可解其毒，岐愚以为亦理想之谈耳。既曰性寒，毒于何有？然后知能愈牙疳，正是寒凉作用，且味酸性涩，止血止疼，收口杀虫，皆其所以能治牙疳之切实发明。而今而后，此药之大功，可以表暴于天下后世，是为藤黄之大幸，而亦斯世斯民之大幸也夫。"此案用实证说明，赵学敏对藤黄的考证翔实可靠，于临床大有贡献，因而得到了几位名医的引述。

而丁甘仁(1865—1926)之学《本草纲目拾遗》更是有家学渊源，不但在其整理的《本草征要》中反复多次引用，并在"端阳日午时水"条下言及“余十余岁时，曾一遇之。端阳午时，忽降暴雨，先父立命检查《本草纲目》及《本草纲目拾遗》加以研究”。

聂云台（1880—1953）身处中西文化碰撞前沿，其医学著作吸收了西方生理化学、药理的知识，又同时结合传统中医典籍论述，所创专治肠伤寒数方临床均有良好疗效。《伤寒解毒疗法·方剂说明》解毒退热汤方下解象贝，即是从药理与《本草纲目拾遗》记载两方面来论述，说：“第七象贝，为化痰止咳之要药，凡肠热伤寒症皆兼有气管炎，故本品为要药。本草说明其治伤寒解郁解毒，凡伤寒症因毒素关系，故胸中感觉闷郁难堪……药学专家曾广方博士告予云：从贝母提出之赝碱，证明有化痰止咳功用，象贝中之有效成分较川贝更多云云。予按《本草纲目拾遗》言：治急性之痰咳症，象贝较川贝为优。与《新药学》所言殆相符合，至其何以化痰止咳，予以为是解毒作用使不发炎，正如今日之磺胺剂能治各种细菌炎症及疮疡，又能治气管及肺炎。象贝、川贝皆能治疮疡，象贝并治梅毒，故知其为解毒作用，使不发炎，自然痰不生也。”

（四）活用其方

何廉臣（1861—1929）《重订广温热论》中论消化法时，谈到“痰壅胸膈，则以降痰奔马汤调下珍珠滚痰丸”，并引《串雅》中珍珠滚痰丸原方及书中吴庚生的按语。

张觉人（1890—1981）编《外科十三方考》论金蚣丸时，论及《串雅》中的鳞鲤丸、八厘金、十宝丹，认为与其相类。他高度评价了鳞鲤丸，并将鳞鲤丸原方摘录与金蚣丸比较，指出“皆与金蚣丸方十九相同，且较金蚣丸完善而稳妥。据赵氏云：即铃医之‘八面锋’，为一切无名肿毒之特效专药，而于瘰疬一症尤具特长，故编者每于用金蚣丸处，皆易以此方，不仅效力确实，而且更少流弊”“金蚣丸药味即此方之一部分，与蟾酥丸处方亦小异大同，其为外科之重要方，可想而知。且此方之前数味，乃‘神授卫生汤’药味，功能宣热散风，行瘀活血，解毒消肿，故为外科门中之首要方，且较金蚣丸尤为周到而踏实。编者每于用金蚣丸处，皆易以此方者，亦以其周到而踏实也”。

（五）阐发药论

《本草纲目拾遗》作为续《本草纲目》之作，得到此后研究本草者的充分重视，不但引用其论述，还对其进行评点、发挥、阐发新义。

清末医家陆以湉《冷庐医话》之卷五“药品”对多种药品进行了讨论，不乏引用《本草纲目拾遗》且阐发自己见解者。如论茯苓之后，言：“又有橘苓。生于橘树如蕈，可治乳痈，见赵恕轩《本草纲目拾遗》。”论葛仙米最后引《本草纲目拾遗》言其“性寒，不宜多食”，并按曰：“此物不入药用，只宜作羹，味殊鲜美。凡煮食者，先入醋少许，方以滚水发之，则大而和软。”论解参之药，言：“服参不投者，服生莱菔。姚澜云《本草分经》谓服山楂可解。《本草纲目拾遗》粟子壳煎汤服，解参之力尤胜。余谓疾之轻者犹可解，重则无药可解，要在审所当用，勿妄投而已。”论明目去障，引《本草纲目拾遗》鸡神水及《重庆堂随笔》制赛空青法，言：“二法并可试用，录之。”

张山雷（1872—1934）《本草正义》中十余条引用《本草纲目拾遗》中的药论，并作评点。《本草正义》中苦参子、千年健、鸡血藤胶三条注明仅见于《本草纲目拾遗》，珠兰、玫瑰花、野蔷薇、白毛藤诸条亦只引《本草纲目拾遗》之论。参叶、银柴胡、冬虫夏草、兰草、藤黄诸条，在诸家观点比较中，肯定了赵学敏药论的观点，如参叶条谓：“参叶本不入药，惟吴氏《从新》收之，乃谓大苦大寒，损气败血，其性与参相反，太不近理。而赵恕轩《本草纲目拾遗》则谓其清香微甘，清肺生津，止渴，力能行于皮毛，性带表散，养胃阴，祛暑气，降虚火，以代茶用，为醉后解醒第一。以理推之，赵氏之说为是。”

此外藏红花、狗脊、南沙参、象贝母、紫背天葵、菟葵、棉花、草兰、蕙兰、建兰诸条均将《本草纲目拾遗》所论列为诸家之一，与以上仅见、唯一引述《本草纲目拾遗》者，均有评按，有的提出对用药的看法，有的附以验案，有的指出其不足之处。如苦参子条“发明”曰：“苦参子，仅见于赵氏《本草纲目拾遗》，一名鸦胆子，其形如小豆，与《纲目》苦参条中所载甚合。其味极苦，专主诸痔及滞下，大有神效，其功用亦与苦参相类……虽似大苦大寒，非可恒用，而在应用之时，所服无多，止见其利，未见其弊，爰为补之。”又如藏红花条，提出《本草纲目》番红花“似亦即今之所谓藏红花”“功力亦同”，认为“要之土宜，各有微异，疑皆川红花之一类数种也。但藏红花价值甚贵，其功力只较之川产峻烈一筹，凡有贫病，苟非必不得已，可弗轻投”。再如棉花条，“赵氏《纲目拾遗》引《回生集》：棉子煮汤入瓮，坐而熏之，治肾子偏坠”下按“阴丸偏大，木而不痛，多属寒气，治宜温散。尝见有一儿患之，偶乘船，船中适装花核榨油之饼，热气未散，儿坐其上，至家即愈。此法最佳，得气尤厚，较之煮汤熏洗，力量百倍，而并不嫌其猛，虽极寻常之事，实即医家之良导师也”。再如建兰条，有（兰叶）“此节竟以《本经》《别录》之兰草主治，一概作为兰叶功用，开《医学辞典》之先声，诚不免附会之蔽”，及（建兰花）“则绝无之物，故言其神效，未免欺人太甚”的批评。

而《本草正义》菟葵条更是综合各家，阐发新义，书“存疑”之目曰：“菟葵之名，由来最古，然其为物，似久已不识。考郭景纯《尔雅注》及苏恭《唐本草》，一言其叶有毛，一言其叶光泽，已大相刺谬。寇宗奭谓绿叶如黄蜀葵，花形至小，如初开单叶蜀葵，有檀心，色如牡丹姚黄，其叶则蜀葵也云云。是即锦葵之形状，而苏氏反以为菟葵，尤觉不似。至濒湖《纲目》，则并列三家之说，而无所折衷，又加以天葵、雷丸草之名，以为即是紫背天葵，赵恕轩《纲目拾遗》又辨之，则紫背天葵，确又别有一物，然则菟葵果是何物，聚古今诸家之说，而皆不得其真，何如存而不论，阙疑为是。颐愚以为古人于草之大者多有马牛之名，则菟葵或本作兔葵，固指葵之小者言之，合于《尔雅》郭注之说，而于《唐本草》所载主治功用，亦不相背。读书但求有用，而医药尤以切用为主，不如并入锦葵条中，较为切实，若徒多分别，无裨实用，于故纸堆中推敲搜索，未免枉费可宝之光阴。寇氏以锦葵释之，或知其本无区别，而欲合之为一乎？”

周学海（1856—1906）《读医随笔》，1891 年成书。其卷五方药类的娑罗果条指出娑罗果为《本草纲目拾遗》首载，说：“此物来自西域，古方少用，本草不载，惟近人赵恕轩《本草纲目拾遗》载之，亦仅言治胃痛心疾而已。”并进行了前人所未进行的考证，将其与《肘后方》药子一物进行比较，认为“所言形象、制法、主治，一一皆与娑罗果合，且言婆罗门，胡名那疏树子，是字音正相近矣”。

曹炳章（1877—1956）《增订伪药条辨》，1927 年成书，论述药品的鉴别、采集、炮制等，为鉴别药物的真伪优劣提供宝贵的经验；其党参、人参叶、橘络、苏戈夏、仙鹤草等条，均或详或略地引用了《本草纲目拾遗》中的论述，仙鹤草条中还提出了自己的见解。说：“《本草纲目拾遗》，龙芽草亦收于石打穿下。石见穿云即石打穿。据炳章详细考证，龙芽草当分二种：金顶龙芽即仙鹤草，紫顶龙芽即马鞭草，石打穿即石见穿，别有一物。”

此外，凌奂（1822—1893）的《本草害利》，莫枚士 1884 年成书的《经方例释》等也都提及了《本草纲目拾遗》。如《本草害利》肝部药队（泻肝次将）下的木蝴蝶条，有“钱塘赵学敏，已采入本草纲目拾遗”；《经方例释·下》蒲灰散方下有“诸家释蒲或不同，《纲目拾遗》称为蒲包草是也”的论述。

综上所述，赵学敏著书详人所略，勇于创新，博览广征，遍访周咨，严谨求实，亲验详考，注重实用，力求济世，重视民间医药，发扬地方特色，融汇西方医药。所著《串雅》是我国首部走方医治疗技术专著，介绍了走方医渊源与特点，总结了走方医截、顶、串三法，搜集整理了有效民间单方，介绍了民间医学急救经验，总结整理了民间医学丰富的外治法，介绍了走方医所用伪药，介绍了民间医学食疗内容，还介绍了走方医治疗动植物的经验、取虫术及符咒、制造日常用品、小戏法等技艺，向我们全面展示了走方医的技术，系统地整理了民间的防病、治病经验，促进了民间验方的流传和发展。其所著《本草纲目拾遗》是我国继《本草纲目》之后的另一部集本草大成之作，新增 716 种《本草纲目》未收载的药物，其中包括大量民间药物、民族药，以及外来药、珍奇药，发掘药物新品种，时至今日有一些已经成为常用药；又对《本草纲目》进行补正，补充已载药物的不足，改进分类方法，纠正其中的错误；不但在本草学上做出重大贡献，也能启示临床实践。虽有文人整理医籍而极少记载本人临床经验之憾，亦有限于历史条件而牵强附会、记载失实之处，但就总体而言，其成就是主要的，其严谨的治学态度也值得我们学习。

赵学敏

参考文献

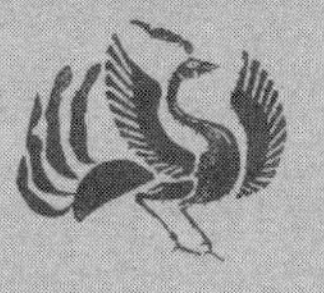

［1］清·赵学敏.本草纲目拾遗［M］.2版.北京：人民卫生出版社，1983.
［2］清·赵学敏.凤仙谱［M］.济南：山东画报出版社，2004.
［3］清·赵学敏著.清·吴庚生补注.郑金生，纪征瀚整理.串雅内外编［M］.北京：人民卫生出版社，2007.
［4］清·赵学敏编著.闫志安，肖培新校注.本草纲目拾遗［M］.2版.北京：中国中医药出版社，2007.
［5］聂云台.伤寒解毒疗法［M］.上海：乐中印书社，1949.
［6］日本·丹波元胤.中国医籍考［M］.北京：人民卫生出版社，1956.
［7］张觉人.外科十三方考［M］.上海：上海卫生出版社，1957.
［8］清·凌奂.本草害利［M］.北京：中医古籍出版社，1982.
［9］明·李中梓著.丁甘仁增撰，耿鉴庭重订.重订本草征要［M］.北京：北京科学技术出版社，1986.
［10］清·王学权撰.施仁潮，蔡定芳点注.重庆堂随笔［M］.南京：江苏科学技术出版社，1986.
［11］清·王孟英.古今医案按选［M］.北京：中国书店，1986.
［12］清·柳宝诒著.柳宝诒医论医案［M］//江一平主校.吴中珍本医籍四种.北京：中国中医药出版社，1994.
［13］清·莫枚士撰.张印生，韩学杰校注.经方例释［M］.北京：中国中医药出版社，1996.
［14］清·周学海著.阎志安校注.读医随笔［M］.北京：中国中医药出版社，1997.
［15］清·魏之琇编.黄汉儒点校.续名医类案［M］.北京：人民卫生出版

社，1997.

[16] 清・鲁照，清・朱珪 . 串雅补［M］// 串雅全书 . 北京：中国中医药出版社，1998.

[17] 清・王孟英著 . 医砭［M］// 盛增秀主编 . 王孟英医学全书 . 北京：中国中医药出版社，1999.

[18] 清・王孟英著 . 温热经纬［M］// 盛增秀主编 . 王孟英医学全书 . 北京：中国中医药出版社，1999.

[19] 清・陆以湉著 . 吕志连点校 . 冷庐医话［M］. 北京：中医古籍出版社，1999.

[20] 清・赵晴初著 . 存存斋医话稿［M］// 裘庆元 . 珍本医书集成 . 北京：中国中医药出版社，1999.

[21] 清・罗越峰辑 . 疑难急证简方［M］// 裘庆元辑 . 珍本医书集成 . 北京：中国中医药出版社，1999.

[22] 吕佩浩，陈建文 . 汉语非本义词典［M］. 北京：中国国际广播出版社，1999.

[23] 靳士英 . 实用中医外治法［M］. 北京：人民军医出版社，1999.

[24] 谢观著 . 余永燕点校 . 中国医学源流论［M］. 福州：福建科学技术出版社，2003.

[25] 刘尚恒 . 二馀斋说书［M］. 石家庄：河北教育出版社，2004.

[26] 曹炳章编著 . 刘德荣点校 . 增订伪药条辨［M］. 福州：福建科学技术出版社，2004.

[27] 清・戴天章著，何廉臣重订 . 张家玮点校 . 重订广温热论［M］. 福州：福建科学技术出版社，2006.

[28] 张山雷著 . 程东旗点校 . 本草正义［M］. 福州：福建科学技术出版社，2006.

[29] 张锡纯著 . 柳西河重订 . 医学衷中参西录［M］. 北京：人民卫生出版社，2006.

[30] 绍兴医学会同人会编 . 吴文清校点 . 湿温时疫治疗法［M］// 曹洪欣 . 温病大成・第四部 . 福州：福建科学技术出版社，2007.

[31] 薛清录 . 中国中医古籍总目［M］. 上海：上海辞书出版社，2007.

[32] 章次公 . 本草纲目拾遗引书编目［J］. 医史杂志，1948，2（3–4）：20–28.

[33] 傅再希 . 李时珍以后杰出的本草家——赵学敏（续）［J］. 江西中医药，1955（5）：21–27.

[34] 荆小俦 . 赵学敏著本草纲目拾遗读后记［J］. 上海中医药杂志，1956（5）：14–15.

[35] 福建省中医研究所白喉治疗研究小组 . 土办法代开刀造福儿童“解白散”治疗白喉引起喉阻塞症 28 例报告［J］. 福建中医药，1959（02）：3–5，20，46.

[36] 张子高，杨根 . 鸦片战争前西方化学传入我国的情况［J］. 清华大学学报，1964，11（2）：1–14.

[37] 余瀛鳌 . 赵学敏在医药学上的主要成就［J］. 新医药学杂志，1978（11）：62–64.

[38] 韩荷凌 . 聂云台治疗湿温（肠伤寒）的经验［J］. 浙江中医学院学报，1980（2）：21–23.

[39] 华祝考 . 赵学敏对发展民间医药的贡献［J］. 浙江中医学院学报，1980（3）：33–36.

[40] 徐治国 . 对《纲目拾遗》“凤眼草”的考证［J］. 中医杂志，1980（5）：44.

[41] 胡永盛 . 鲁照与《串雅补》［J］. 浙江中医学院学报，1981（3）：37–38.

[42] 郭振球 . 赵学敏《串雅》的医学成就［J］. 江西中医药，1981（3）：4–6.

[43] 郭振球. 赵学敏《串雅》的医学成就［J］. 江西中医药,1981(3):4–6.
[44] 徐治国.《本草纲目拾遗》错载建兰叶的功用［J］. 中医杂志,1981(11): 57.
[45] 薛凤奎 . 从《串雅内编》看民间验方的沿革［J］. 新中医，1982（2）: 54–55，14.
[46] 尚志钧 .《本草纲目拾遗》评介［J］. 安徽中医学院学报，1982（4）: 55–56.
[47] 杨殿兴，林红.《串雅》评述［J］. 成都中医学院学报，1984（4）: 30–33.
[48] 陈可冀 . 清太医院医学教育与中西医交流［J］. 中西医结合杂志，1984，4（4）：252.
[49] 郭正谊 . 中国烟火史料钩沉［J］. 中国科技史料，1990，11（4）：74–80.
[50] 华青 .《本草纲目拾遗》“南连”小考［J］. 中药材，1990，13（8）：42.
[51] 华青，宋立人.《木草纲门拾遗》“昭参”考释［J］. 南京中医学院学报，1991，7（1）：53，55，64.
[52] 万金荣 .《本草纲目拾遗》中若干抗肿瘤植物药初考［J］. 中药材，1991，14（6）：43–44.
[53] 郑桂英，孙维敏 . 从雪莲谈《本草纲目拾遗》［J］. 新疆中医药，1992（1）：47–48.
[54] 陈修源 .《本草纲目拾遗》六月霜考释［J］. 中药材，1992，15（2）: 38–39.
[55] 李志安，田雁华 .《串雅内外编》外治法应用举要［J］. 河南中医，1992，12（3）：144–145.
[56] 陈修源，黄家生，陈修芬 .《本草纲目拾遗》黄麻叶考释［J］. 中药材，1993，16（4）：37–38.

[57] 丁一丹.浅谈《串雅内外篇》中穴位贴敷法 [J].江西中医药，1993，24（1）：44–45.

[58] 万金荣.《本草纲目拾遗》中植物类美容药物的整理和考证 [J].时珍国药研究，1993，4（4）：3–5.

[59] 陈修源.《本草纲目拾遗》成书纪年考 [J].新疆中医药,1994(4):3–4.

[60] 陈修源，陈修芬.《本草纲目拾遗》中土芋藤的考释 [J].江西中医学院学报，1994，6（4）：37.

[61] 翁德兴.翁充辉老中医治疗疑难杂病经验简介 [J].新中医,1994(S1):7–8.

[62] 潘桂娟，金香兰.赵学敏顶串截三法治痰述要 [J].浙江中医杂志，1995（8）：413–414.

[63] 魏露苓.赵学敏及其《凤仙谱》的科学成就 [J].中国科技史料，1996，17（1）：56–62.

[64] 刘守金.《本草纲目拾遗》"山马兰"名实考 [J].安徽中医学院学报，1996，15（2）：55.

[65] 张仲源，郭雪申.《串雅外编》中的中医外治法 [J].中医外治杂志，1996（3）：37，39.

[66] 张述文，张孝合，张美云.《串雅》外治法学术思想探讨 [J].中医外治杂志，1996（6）：40.

[67] 潘敬舜. 赵学敏《串雅外编》学术思想评介 [J]. 中医外治杂志，1999，8（1）：26–27.

[68] 刘荣喜，丁晓芹.吴庚生临证思想钩沉 [J].江苏中医,1999,20(10):9–10.

[69] 张瑞贤，先静.浅谈赵学敏对《本草纲目》的补正 [J].中国药学杂志，1999，34（2）：135–136.

[70] 华青.《本草纲目拾遗》中金锁银开的考释[J].中华医史杂志，2000，30(1)：19-20.

[71] 冯洪钱.清《本草纲目拾遗》兽医方考注[J].中国农史,2001,20(1)：79-85.

[72] 甄雪燕，郑金生.石振铎《本草补》研究[J].中华医史杂志，2002，32(4)：205-207.

[73] 夏雷鸣.从野马豆看藏密对《本草纲目拾遗》的影响[J].中华医史杂志，2003，32(2)：75-76.

[74] 伊广谦.赵学敏与《凤仙谱》[J].江西中医药，2003，34(2)：44.

[75] 金芷君.《本草纲目》的珠联之作——《本草纲目拾遗》[J].医古文知识，2003，(3)：29-30.

[76] 伊广谦.慧眼识珠——范行准与《育宁堂颐世方书》[J].江西中医药，2004，35(1)：61.

[77] 原所贤，暴连英.《本草纲目拾遗》中的红学信史考释[J].浙江中医杂志，2004，(4)：164-165.

[78] 何国强，周世印，张和平.浅述《串雅内编》、《串雅外编》的用方特点[J].中医研究，2004，17(4)：63-64.

[79] 傅维康.赵学敏"拾"《本草纲目》之"遗"[J].上海中医药杂志，2005，39(5)：47-48.

[80] 宋立人.《本草纲目拾遗》的民间药物和民俗文化[C]//中国民族植物学协会.第三届中国民族植物学学术研讨会暨第二届亚太地区民族植物学论坛.南京，2006：207-211.

[81] 原所贤，暴连英.西学东渐的历史明证——《红楼梦》中的西洋药考释[J].河南教育学院学报(哲学社会科学版)，2007，26(2)：24-29.

[82] 辛更儒 . 有关《永嘉先生八面锋》的几个问题［J］. 中国典籍与文化，2008（1）：50–56.

[83] 张建伟 . 妇科轻方简剂应用举隅［J］. 中医药通报，2008，7（3）：41–42.

[84] 丁艳蕊 . 论《本草纲目》分类体系的科学性［J］. 湖北中医学院学报，2009，11（4）：63–65.

[85] 邵楠 .《串雅》的方剂学特点初探［J］. 山东中医药大学学报，2010，34（5）：449–450.

[86] 闫智强，章健 .《串雅》串解［J］. 中医药临床杂志，2010，22（6）：554–556.

[87] 付晓，李敬林 . 李敬林应用温胆汤经验谈［J］. 辽宁中医杂志，2010，37（10）：1890–1892.

[88] 海英 . 田维柱教授治疗失眠经验［J］. 四川中医，2011，29（6）：12–13.

[89] 李燕，吴新明，等 . 移毒法的初步研究［J］. 中国中医基础医学杂志，2011，17（10）：1126–1128.

[90] 徐闯辉 . 晚清四大藏书楼藏书源流及影响研究［D］. 南京：南京大学，2011：1.

[91] 张水利 .《本草纲目拾遗》金锁银开的再考释［J］. 浙江中医药大学学报，2012，36（2）：122–125.

[92] 韩召会，张水利 .《本草纲目拾遗》引汪连仕之鲇鱼须的本草考证［J］. 浙江中医药大学学报，2012，36（4）：370–371.

[93] 张水利，韩召会 .《本草纲目拾遗》所引《采药录》鲇鱼须的品种及功用考证［J］. 浙江中医药大学学报，2012，36（5）：484–486.

[94] 沈元杰，张水利 .《本草纲目拾遗》狗卵草的本草考证［J］. 浙江中医药大学学报，2012，36（12）：1285–1289.

[95] 宋捷民．赵学敏学术思想与《本草纲目拾遗》[C]//中华中医药学会中药基础理论分会.2012第五届全国临床中药学学术研讨会论文集．武汉：湖北中医药大学，2012：30–32.

[96] 王绍宁，李敬林．李敬林温胆汤治疗痰热扰心型失眠[J]．实用中医内科杂志，2013，27（6）：16–17.

[97] 生生，李敬林，等．李敬林临证应用青囊丸探析[J]．辽宁中医杂志，2014，41（2）：223–224.

#《中医历代名家学术研究丛书》医家名录

（总计102名，以医家出生时间为序）

汉晋唐医家（6名）

张仲景　王叔和　皇甫谧　杨上善　孙思邈　王　冰

宋金元医家（18名）

钱　乙　成无己　许叔微　刘　昉　刘完素　张元素
陈无择　张子和　李东垣　陈自明　严用和　王好古
杨士瀛　罗天益　王　珪　危亦林　朱丹溪　滑　寿

明代医家（25名）

楼　英　戴思恭　王　履　刘　纯　虞　抟　王　纶
汪　机　马　莳　薛　己　万密斋　周慎斋　李时珍
徐春甫　李　梴　龚廷贤　杨继洲　孙一奎　缪希雍
王肯堂　武之望　吴　崑　陈实功　张景岳　吴有性
李中梓

清代医家（46名）

喻　昌　傅　山　汪　昂　张志聪　张　璐　陈士铎
冯兆张　薛　雪　程国彭　李用粹　叶天士　王维德
王清任　柯　琴　尤在泾　徐灵胎　何梦瑶　吴　澄
黄庭镜　黄元御　顾世澄　高士宗　沈金鳌　赵学敏
黄宫绣　郑梅涧　俞根初　陈修园　高秉钧　吴鞠通
林珮琴　章虚谷　邹　澍　王旭高　费伯雄　吴师机
王孟英　石寿棠　陆懋修　马培之　郑钦安　雷　丰
柳宝诒　张聿青　唐容川　周学海

民国医家（7名）

张锡纯　何廉臣　陈伯坛　丁甘仁　曹颖甫　张山雷
恽铁樵